L'Affaire Romand : le narcissisme criminel

Approche psychologique

Collection Psycho-Logiques
dirigée par Philippe Brenot et Alain Brun

Sans exclusives ni frontières, les logiques président au fonctionnement psychique comme à la vie relationnelle. Toutes les pratiques, toutes les écoles ont leur place dans Psycho-Logiques.

Dernières parutions

Constantin XYPAS, *Les stades du développement affectif selon Piaget*, 2001.
Elisabeth MERCIER, *Le rêve éveillé dirigé revisité. Une thérapie de l'imaginaction*, 2001.
Gérard PIRLOT, *Violences et souffrances à l'adolescence*, 2001.
Yves RANTY, *Le corps en psychothérapie de relaxation*, 2001.
Kristel DESMEDT, *les sectes, image d'une société sans réponses*, 2001.
Alfred MBUYI MIZEKA, *L'intelligence cognitive du jeune enfant d'Afrique Noire*, 2001.
Charles BAILLARD, *La Relaxation psychothérapique*, 2001.
Jean-Claude REINHARDT et Jean BOUISSON (dir.), *Le désir de vieillir*, 2001.
Serge MINET, *La joueuse*, 2001.
Riadh BEN REJED, *Intelligence, test et culture : le contexte tunisien*, 2001.
Gilles SEBAN, *Création artistique et figuration délirante*,2002.
Alfred ADLER, *Un idéal pour la vie*, traduction de Régis VIGUIER, 2002.
Anne CASTEL, *Destruction Inachevée... Récit de vie*, 2002.
Cân Liêm LUONG, *Psychologie politique de la citoyenneté, du patriotisme, de la mondialisation. Sept études cliniques*, 2002.
Gérard TIRY, *Approches du réel*, 2002.
P.A RAOULT (éd.), *Passage à l'acte : entre perversion et psychopatie*, 2002.
Nathalie TAUZIA, *Rire contre la démence : essai d'une théorie par le rire dans un groupe de déments séniles de type Alzheimer*, 2002
Magdolna MERAI, *Grands-parents, charmeurs d'enfants : étude des mécanismes transgénérationnels de la maltraitance*, 2002.
Catherine ZITTOUN, *Temps du sida, une approche phénoménologique*, 2002 .
Michel LANDRY, *L'état dangereux*, 2002.

Denis TOUTENU

et

Daniel SETTELEN

L'Affaire Romand : le narcissisme criminel

Approche psychologique

L'Harmattan
5-7, rue de l'École-Polytechnique
75005 Paris
FRANCE

L'Harmattan Hongrie
Hargita u. 3
1026 Budapest
HONGRIE

L'Harmattan Italia
Via Bava, 37
10214 Torino
ITALIE

ISBN : 2-7475-3678-5

« La vérité existe-elle ? »

Sujet de philosophie au Baccalauréat.

« Et dis la vérité afin que nul ne te croie ».

Tiresias.

SOMMAIRE.

AVANT-PROPOS DES AUTEURS

"L'affaire Romand" s'est déroulée en janvier 1993, pour l'essentiel à Prévessin, un petit village de l'Ain proche de Ferney-Voltaire dans le pays de Gex, et à Clairvaux-les-lacs dans le Jura. C'est l'histoire tragique d'un homme qui en quelques heures a tué sa femme, ses deux enfants, ses deux parents, et qui, après avoir tenté de tuer son ancienne maîtresse, a mis le feu à sa maison avant de faire une tentative de suicide.

Il est rare, bien que non exceptionnel, qu'un homme tue ses proches. Il le fait généralement avec une arme à feu et termine son oeuvre de mort en retournant l'arme contre lui-même. Quand l'auteur des meurtres décède l'affaire est classée sur le plan pénal et elle ne fait que quelques lignes dans la rubrique des faits divers. S'il survit - se tirer une balle dans la tête est un moyen de suicide beaucoup plus aléatoire qu'il n'y paraît -, il est déféré devant la Cour d'Assises du département en cause. La problématique du désespoir qui s'expose alors devant le jury induit le plus souvent un mélange de sentiments où la gêne domine. La curiosité n'est pas au premier plan. Le jour du procès, la salle des débats se retrouve vide ou clairsemée, et l'écho médiatique relativement discret.

L'affaire Romand fait exception à ce tableau pour plusieurs raisons. Dans le cas Romand le côté extensif et radical de la mise en acte meurtrière a quelque chose d'inhabituel. Alors que dans une affaire "ordinaire" de ce type on tue presque toujours ses enfants, et souvent sa femme, il est rare que les parents du meurtrier soient concernés. Or ici trois générations sont touchées. Les fantasmes agressifs universels à l'encontre des parents, du conjoint, et des enfants ont été mis en actes, tous au complet. Même le chien des parents a été éliminé.

Autre originalité de l'affaire Romand : elle fait exception à la règle de l'unité de lieu, de temps et de moyens. Habituellement le raptus meurtrier s'exerce d'un seul trait, au même endroit et avec la même arme. Or, acte Un : Romand tue d'abord sa femme en l'assommant avec un rouleau à pâtisserie, arme insolite s'il en est et à connotation féminine. Acte Deux : il tue ses enfants avec cette fois une carabine 22 long rifle. Acte Trois : c'est avec la même arme, mais dans une autre maison, qu'il tue ses parents. Acte Quatre : c'est dans un autre temps et un autre lieu, de nuit et dans une forêt située à plusieurs centaines de kilomètres, que muni d'armes hétéroclites (bombe lacrymogène, boîtier électrique, cordelette) il agresse son ancienne maîtresse. Enfin acte Cinq : retour à la maison des premiers crimes pour une tentative de suicide par médicaments et incendie de la maison.

Pour couronner le tout, depuis près de vingt ans Jean-Claude Romand se faisait passer pour médecin. Aux yeux de tous il était "le Docteur Romand, chercheur auprès de l'OMS à Genève". En fait, ses études de médecine à Lyon s'étaient arrêtées en deuxième année, après un examen raté. Pendant des années il avait fait croire qu'il poursuivait son cursus médical. Il s'était ensuite inventé une carrière de "chercheur", à l'INSERM de Lyon, puis à l'OMS à Genève ... Chaque matin il quittait les siens et sa maison "pour aller travailler" ... Tout laisse penser que personne, pas même son épouse, n'était au courant de la supercherie. Quand les enquêteurs découvrirent cette double vie, Jean-Claude Romand n'apparaissait donc plus seulement comme un meurtrier radical, il prenait place au sein des mythomanes hors du commun. La pauvreté de l'actualité du moment aidant, il devenait aussitôt très médiatique et célèbre.

En mars 1995, soit un peu plus de deux années après les faits, nous avons tous deux été désignés pour constituer le troisième et dernier collège d'experts psychiatres. Avant nous, deux autres collèges de deux experts chacun avaient déjà été saisis. Alors que le premier collège avait pu suivre l'évolution de l'intéressé sur plus d'une année, le Juge d'Instruction, qui tenait à boucler son dossier, nous a demandé de faire diligence et, de fait, nous avons rendu notre rapport en mai 1995, moins de trois mois après notre désignation.

Notre rencontre avec Jean-Claude Romand a donc eu lieu en fin d'instruction et sur un temps relativement court. Il y avait la demande du Juge dont nous venons de parler, mais nous avions également le souci de garder une distance suffisamment professionnelle. Le risque de la fascination nous guettait et nous nous sommes rapidement rendu compte de la capacité de Romand à nous "embrouiller" avec ses propos souvent flous et contradictoires. Etre nommés tardivement n'a pas eu pour nous que des inconvénients : un dossier d'instruction abondant et bien étayé nous a été remis et nous avons eu communication de l'important travail réalisé par les deux premiers experts désignés. Par ailleurs nous avons été reçus par le magistrat instructeur qui nous a éclairés de son mieux sur les aspects circonstanciels.

Dans cet essai nous proposons au lecteur d'aborder cette affaire dans un premier temps à travers l'étude du dossier d'instruction, un peu comme nous l'avons fait nous-mêmes. Nous ferons part ensuite des propos, et des silences, qui nous ont été tenus par Jean-Claude Romand sur lui-même et sur les faits, tels qu'ils figurent dans notre rapport écrit. Dans un troisième temps nous exposerons les résultats de notre travail, notre interprétation en somme, en nous inspirant directement de la présentation orale que l'un de nous a faite au procès Romand, à la barre de la Cour d'Assises de l'Ain, le 1er juillet 1996.

Nous conclurons par un commentaire du livre *L'Adversaire* d'Emmanuel Carrère paru en l'an 2000 (P.O.L), et par une brève note à propos du film documentaire "Le menteur" que Gilles Cayatte et Catherine Erhel ont réalisé pour la télévision en 1999. Et nous terminerons par un rappel du texte de notre mission et de nos conclusions tel qu'il figure dans notre rapport d'expertise.

Le rôle de l'expert psychiatre a beaucoup évolué. Autrefois, du temps de l'article 64 du Code Pénal, on attendait d'abord de lui un diagnostic qui, selon que le sujet était déclaré "en état de démence" ou pas, allait le conduire à l'hôpital psychiatrique ou devant la Justice. L'article actuel, 122 du Code Pénal, permet des positions plus nuancées. Au départ l'affaire Romand a été instruite sous le régime de l'article 64, mais c'est sous l'angle de l'article 122 que nous avons été nous-mêmes questionnés, la réforme du Code Pénal étant entrée en application juste avant notre désignation.
Aujourd'hui le rapport de l'expert apparaît davantage comme un miroir de l'accusé, une sorte de radiographie à un moment donné de son fonctionnement psychique. Qu'il soit analyste ou pas, l'expert aura forcément à composer avec, disons pour faire court, son contre-transfert. Comment peut-il rester "neutre et objectif", alors que sa subjectivité est mise à l'épreuve et que ses références théoriques flottent au gré de sa propre maturation théorique et des mouvements de pensées du moment ? Nous-mêmes, relisant notre travail quelques années plus tard, nous ne sommes plus complètement d'accord avec tout ce que nous avons écrit : nous n'utiliserions plus le même mot, nous insisterions davantage sur tel ou tel aspect au détriment d'un autre, etc. Qu'on soit peintre, photographe ou expert psychiatre on ne produira jamais le portrait exact d'un sujet, ce sera toujours une interprétation largement subjective.

La nature du travail de l'expert psychiatre est très particulière. A l'interface entre le monde judiciaire et celui de sa spécialité, il va rencontrer une personne et écrire un rapport sur elle. Puis viendra le jour de la déposition orale qui est un autre exercice. La personne en question pourra lire et entendre ce que l'expert va penser d'elle. La tradition dite de "l'oralité des débats" veut en effet que l'expert qui témoigne ne se contente pas de lire son rapport mais plutôt qu'il le présente et réponde aux questions suscitées. L'organisation du fonctionnement de la Cour d'Assises, l'architecture de la salle, le décorum : tout cela induit un climat de psychodrame où, à travers les rôles joués par les divers intervenants, on donne à voir dans leur opposition dialectique les différentes parties du « self » de la personne jugée. Il est classique de dire que l'accusé parle par la voix de son avocat, mais il s'exprime également à travers la voix du procureur et à travers celle des avocats des parties civiles, le Président étant chargé de créer les conditions favorables à la bonne orchestration du processus.

Le psychanalyste qui reçoit un patient à son cabinet a tout son temps pour parler au moment qui lui semble le plus opportun. Il peut choisir de se taire. Attentif aux réactions de son analysant, à la façon dont ses interprétations sont perçues - le temps de l'écoute de l'écoute -, il pourra préciser ou rectifier ses propos au cours des séances suivantes. A la barre de la Cour d'Assises, rien de tel. Même si l'expert fait également un travail d'interprétation, où il tend le miroir à son "patient", il réalise en plus et avant tout une "prestation inter" entre l'expertisé et les différents intervenants : jurés, procureur, avocats, parties civiles, auditeurs de la salle, qu'ils soient proches de l'agresseur ou de la victime, journalistes, ou encore simples curieux ... Idéalement, l'expert doit donc "penser à tout le monde" avec le souci d'apporter un éclairage, un "plus" de compréhension à chacun. Il va jurer de dire la vérité, mais il aura le souci permanent de ne blesser personne. Mission impossible. Concrètement il faut bien reconnaître que son intervention peut être perçue comme très violente. Par l'accusé d'abord, qui peut se sentir attaqué surtout s'il fonctionne sur un mode projectif prévalent. Mais aussi par d'autres personnes qui peuvent souffrir parce qu'elles ont l'impression d'être mises en cause à travers tel ou tel propos, ou parce qu'elles trouvent qu'on parle trop de l'agresseur, qu'on lui "trouve des excuses", etc. Les débats de Cour d'Assises, même bien encadrés, sont souvent le théâtre d'incidents divers. Comment pourrait-il en être autrement quand pulsions et passions sont en cause ?

Autre difficulté : quand une personne expertisée nous raconte sa vie, elle nous livre en fait son "roman familial" au sens freudien de l'expression. Les personnages décrits sont des représentations, des "imagos". Ils peuvent être très ressemblants aux originaux, mais ils peuvent également en être très dissemblables, modifiés qu'ils sont par les projections du sujet qui appréhende la réalité externe à travers le prisme déformant de son monde interne. De ce fait le travail de l'expert sera en partie une interprétation de l'interprétation de son expertisé. Quand le sujet en question a tendance à travestir les faits, ce travail devient un exercice de funambule. Quand dit-il la vérité ? Où se situe-t-il ? Quelle vérité fait-il passer à travers ses "mensonges" ?

Même si seul l'un de nous a déposé devant la Cour d'Assises, après avoir été le principal rédacteur de l'expertise écrite, ce travail résulte d'une élaboration commune de deux experts. Le "nous" utilisé dans notre rédaction rend compte en l'occurrence de cette dualité et il ne doit pas être seulement considéré comme le pluriel de majesté communément utilisé dans le langage juridique.

Signalons également que, pour des raisons de discrétion, nous avons modifié quelques prénoms de personnes de l'entourage de Romand.

Nous tenons à exprimer notre gratitude envers les nombreux magistrats qui au fil des années nous ont fait l'honneur de participer au service public de la Justice. Nous devons également faire part de notre dette envers les personnes expertisées, victimes et agresseurs, qui ont bien voulu partager avec nous une partie de leur vérité.

Des fragments de cette étude ont été déjà présentés à deux reprises, d'une part à nos collègues du Groupe Lyonnais de Psychanalyse dans le cadre du groupe de travail que nous co-animons sur le thème de l'abord psychanalytique des comportements délinquants et criminels - nous y avons bénéficié de la participation du Docteur Pierre Charazac qui a fait partie du deuxième collège d'experts à avoir examiné Romand -, et d'autre part à des collègues suisses à l'occasion d'un séminaire de formation continue organisé à l'Université de Genève par Madame Elsa Schmid-Kitsikis, Professeur honoraire. Notre travail s'est trouvé enrichi de leurs réflexions et questionnements. Nous les en remercions.

Lyon, le 10 juin 2002.

PREMIERE PARTIE : LES FAITS

A Prévessin, le lundi 11 janvier 1993, un peu avant quatre heures du matin, les éboueurs du village prennent leur service comme ils le font tous les jours de la semaine. Une maison est en feu. Les pompiers sont aussitôt alertés. Arrivés très rapidement sur les lieux, ils découvrent un homme en pyjama qui sombre rapidement dans le coma. Les gendarmes arrivent également. On transporte Jean-Claude Romand à l'hôpital cantonal de Genève tandis que l'incendie est rapidement maîtrisé.

Les enquêteurs vont aller de surprise en surprise. Dans la maison de Prévessin ils découvrent les cadavres partiellement calcinés de l'épouse et des deux enfants de Jean-Claude Romand. Florence Romand, 39 ans, a été frappée à la tête par un objet contondant, tandis que Caroline et Antoine Romand, 7 et 5 ans, ont été tués par balles de 22 long rifle.

Puis c'est à 85 kilomètres de là, à Clairvaux-les-Lacs, que l'on va découvrir dans leur maison les cadavres des deux parents de Jean-Claude Romand, 74 et 69 ans, tués par balles également et avec la même arme.

On apprendra enfin que Christine C. avait été agressée par Romand dans la forêt de Fontainebleau le samedi 9 janvier au soir. Elle a bien cru sa dernière heure venue. Christine C. était une amie de Romand, elle avait même été sa maîtresse. Elle lui avait remis pour placement une somme d'argent relativement importante un peu plus d'une année auparavant.

En quelques jours Jean-Claude Romand sort de son coma. Le 18 janvier 1993, le Juge Barret du Tribunal de Grande Instance de Bourg-en-Bresse le rencontre pour la première fois dans sa chambre d'hôpital, au service des soins intensifs du centre hospitalier de Saint-Julien-en-Genevois où il a été transféré. Il lui notifie d'emblée son inculpation pour, notamment : parricides, assassinats, incendie volontaire.

Devant le Juge, Jean-Claude Romand tient alors des propos un peu confus. Il évoque “un homme armé de taille moyenne, brun, qui tirait sur tout ce qui bouge”. Il se déclare “chercheur en matière médicale” pour la société Arab SA & United Kuweit de Genève. Il reconnaît qu’il avait eu “un différend” avec Christine C. à qui, dit-il, il devait de l’argent “placé pour partie en Suisse et pour partie en fonds de SICAV”. Il déclare également qu’il ignorait la mort de ses parents ...
Trois jours après, il donne des précisions sur celui qu’il présente comme l’agresseur : l’homme, “roulait les “R” ... on peut penser, précise-t-il, aussi bien à un accent bourguignon qu’à un accent des pays de l’Est ou arabe, il était dégarni, âgé de 40 ou 45 ans, plus petit que moi” ... Mais Jean-Claude Romand commence à “craquer”. Il continue à bluffer sur ses placements en Suisse, mais il reconnaît qu’il n’est pas médecin et qu’il ne travaille pas pour la United Arab. Quelques jours après, il ne nie plus les meurtres mais il en parle difficilement et n’en donne pas clairement les raisons.

Le 20 janvier 1993, les Docteurs Laurent et Théveniaux, de Bourg-en-Bresse, sont désignés comme experts psychiatres. Ils rencontrent Jean-Claude Romand dès le 23 janvier 1993 au secteur pénitentiaire de l’hôpital Jules Courmont où il a été transféré. Aimable, presque obséquieux, Romand répond longuement aux deux psychiatres. Son regard dégage, notent-ils, une impression de puissante “emprise”. Il retrace volontiers sa biographie, avec même une certaine complaisance, notent déjà nos collègues. Mais il a tendance à éviter assez systématiquement d’évoquer les faits. Ses motivations restent floues : “J’ai dû penser que le suicide n’était pas suffisant. Ma femme, mes enfants et mes parents auraient eu des problèmes : l’argent à rembourser ... Il fallait que je détruise ce passé de mensonges” ... Quelques jours après, interrogé par le Juge, il va donner une autre version, toujours sur le mode dubitatif qui est le sien : “Peut-être fallait-il supprimer leur regard ?”

Le Juge Barret allait mener son instruction de façon méthodique et jusqu'à son terme. Petit à petit son travail allait resituer les faits dans leur contexte et leur chronologie, tandis que Romand coopérait à l'instruction d'une façon très particulière.

LE CONTEXTE

Pour tout le monde Jean-Claude Romand était chercheur à l'OMS à Genève. On pensait qu'il y exerçait des fonctions prestigieuses l'amenant à voyager beaucoup et à côtoyer les célébrités du monde médical, politique et médiatique. Il menait un train de vie relativement aisé et faisait partie du microcosme bourgeois étriqué de cette banlieue rurale chic de Genève. Il roulait en BMW, en Volvo ou en Espace. Il passait pour un homme plutôt affable, réservé et modeste. Ses deux enfants fréquentaient l'école privée du village, sa femme faisait le catéchisme, lui et son épouse occupaient des fonctions au sein du conseil de parents d'élèves de l'école ... Une image parfaite de la réussite.
En fait non seulement il n'était pas médecin, mais il n'avait pratiquement jamais travaillé. Cependant chaque jour il partait au volant de sa voiture prétenduement pour rejoindre "son bureau de l'OMS" ...

Pendant des années il a vécu sur l'argent de ses parents. Puis il s'est trouvé le créneau du "travailleur en Suisse" qui connaissait de bons filons pour placer de l'argent. En 1986, son beau-père lui avait confié sa prime de mise à la retraite. Début 1990, après la mort accidentelle de son mari, sa belle-mère lui avait versé les 1 300 000 francs de la vente de leur maison. Enfin en décembre 1991, Christine C., son amie et ancienne maîtresse, lui avait confié 900 000 francs provenant de sa part de vente d'un cabinet dentaire ... L'enquête révélera en outre qu'en 1987-88

Jean-Claude Romand avait vendu pour 60 000 francs de gélules à une tante de son épouse, gélules censées soigner le cancer du mari de cette dernière ...
Au moment des faits, Romand était aux abois sur le plan financier et il était talonné par Christine C. qui lui réclamait son argent.

LE DEROULEMENT DES FAITS

Prévessin.

Samedi 9 janvier 1993 au matin, probablement entre 8 h 30 et 9 heures, armé d'un rouleau à pâtisserie en bois, Jean-Claude Romand frappe violemment sa femme à la tête. Selon ses dires, elle faisait tranquillement la grasse matinée dans leur lit. Et, toujours selon lui, la mort a été immédiate.
A l'autopsie de la victime les médecins légistes relèveront six plaies du cuir chevelu, sur la face postérieure et latérale droite du crâne. Une plaie du pouce droit évoque une réaction de protection de la tête par la main. L'estomac vide plaide en faveur d'une agression avant le petit déjeuner. Détail insolite : l'alcoolémie sera notée à 0,20 gramme par litre, beaucoup pour une alcoolémie du matin !

Selon les dires de Romand, pendant qu'il assommait son épouse, ses enfants regardaient la télévision. Ils ne se seraient aperçus de rien. A-t-il ensuite, comme il l'a assuré à certains moments de l'instruction, pris le temps de les "câliner" ? Prenant le prétexte d'une prise de température, il aurait d'abord ordonné à sa fille Caroline de monter dans sa chambre. Sur le mode du jeu il lui aurait demandé de s'allonger sur son lit et de se mettre un oreiller sur la tête. C'est alors qu'il la tue avec une carabine 22 long rifle. Antoine aurait été exécuté selon le même scénario. Dans la même pièce. Selon Romand, ses deux enfants ne se sont rendu compte de rien. Ils sont morts sur le coup.

Les autopsies pratiquées sur les cadavres des enfants montreront qu'ils ont été tués par des tirs de dos : Caroline par trois balles et Antoine de deux balles. L'autopsie du corps d'Antoine révélera un taux de 6 mg de phénobarbital par litre de sang. Les enquêteurs ne retrouveront que deux douilles seulement dans la chambre des enfants.

Clairvaux-les-lacs.

Romand se rend ensuite chez ses parents à Clairvaux-les-lacs dans le Jura (à 1 heure 30 de route de Prévessin, environ 85 km, en passant par le col de la Faucille). Il a probablement mangé avec eux. Après le repas, vers 14 heures, prétextant un problème dans une gaine d'aération, il aurait attiré son père dans une chambre. Il le tue avec la même carabine. Sa mère, un peu sourde, ne se serait rendu compte de rien. Il la tue dans le séjour de la maison. Il tue également la chienne de ses parents. Selon Romand, son père serait mort sur le coup. Il fluctuera dans ses déclarations concernant sa mère. S'il a toujours assuré qu'elle "lui tournait le dos", en début d'instruction il a déclaré que cette dernière lui avait dit en tombant en arrière : "Jean-Claude qu'est-ce qu'il m'arrive ? "

Les médecins légistes confirmeront que les meurtres ont eu lieu après le repas dont ils reconstitueront le menu composé notamment de haricots. L'autopsie du père fera apparaître qu'il a été touché par deux projectiles. L'un des projectiles a été tiré de dos, plus précisément il a pénétré au niveau de l'hémithorax postérieur gauche, pour aller, selon un trajet de bas en haut, se loger près du sternum entre la première et deuxième côte gauche. La trajectoire de l'autre projectile est tangentielle, sa porte d'entrée comme celle de sortie siègent au niveau de l'hémithorax antérieur droit. Cette balle-là a donc été tirée "par devant". L'alcoolémie du père sera notée à 0,50 gramme par

litre. Selon les médecins légistes divers indices font penser que sa mort n'a pas été immédiate.
Le rapport d'autopsie concernant la mère fera état de trois projectiles : un premier tiré de dos, non mortel, un deuxième tiré de dos également, responsable d'une lésion mortelle, et un troisième tiré "de devant". Les experts en balistique en concluront que les tirs de dos ont été effectués "à distance", à plus d'un mètre, tandis que le tir sous le sein gauche a été tiré "à bout touchant", soit à quelques centimètres. L'alcoolémie de la mère était de 0,15 gramme par litre. Les enquêteurs ne retrouveront pas toutes les douilles : une seule dans la chambre du père et trois dans le séjour où la mère et le chien ont été tués. La carabine sera découverte à Clairvaux, mais le chargeur restera introuvable.

Après Prévessin et Clairvaux : Paris.

Romand prend sa voiture, direction Paris. Il retrouve Christine C. et ses deux enfants vers 18 heures 30 à la sortie de la messe à l'église St-Augustin. Il a promis à son "amie" de l'emmener "dîner chez Bernard Kouchner". Dans l'après-coup Christine se souviendra qu'à l'issue de la messe Romand n'est pas tout de suite monté chez elle : il voulait "faire du rangement dans sa voiture" ... Les deux enfants sont confiés à une jeune fille au pair. Christine passe un tailleur rose. Vers 21 heures ils prennent la route. Ils errent en vain au milieu de la forêt de Fontainebleau. La maison de Kouchner reste introuvable ...
Vers 23 heures Romand arrête sa voiture et fouille son coffre "à la recherche du numéro de téléphone de Kouchner", introuvable lui aussi. Le contexte ne s'y prête pourtant pas, mais Romand insiste auprès de Christine : il veut sans plus attendre lui passer autour du cou le collier qu'il veut lui offrir. Il lui demande donc de descendre de la voiture et de fermer les yeux ... Christine s'exécute. Aussitôt elle se sent "gazée". Elle ouvre les yeux. Romand lui fait face. Etrangement, il a l'air

normal. Elle voit la bombe lacrymogène dirigée sur elle, Romand essaye de la toucher avec "un objet cylindrique et long qui donnait des décharges électriques", elle voit un cordon vert tomber de ses mains ... Tout va très vite. "Ne me tue pas ! " supplie-t-elle. Selon son témoignage, contesté par Romand, il s'arrêtera net quand elle évoquera le fait qu'elle est mère et prononcera les prénoms de ses enfants.

Il a alors cherché à la rassurer. Il nie toute préméditation. Il évoque une "absence par rapport à sa maladie", faisant allusion à son "lymphome". La soirée Kouchner est annulée ... Ils rentrent sur Paris. Romand s'arrête à une cabine téléphonique pour "prévenir Kouchner". Christine note qu'en descendant de voiture pour aller téléphoner Romand prend soin d'enlever les clefs de la voiture. Auparavant il lui avait demandé de l'accompagner et elle avait refusé ... A plusieurs reprises il lui a fait promettre de ne rien dire à personne. De son côté il lui assure qu'il va lui rendre son argent "lundi avant 16 heures". Vers deux heures du matin, Romand laisse Christine au pied de son immeuble. Environ un quart d'heure plus tard, il la rappelle au téléphone. Il lui propose de remonter chez elle "pour demander une dernière fois pardon". Christine refuse. Selon Romand, il aurait à ce moment-là "fait le ménage" dans sa voiture et jeté divers objets dans la poubelle d'un abribus : notamment les munitions, le chargeur, et le silencieux. Ils ne seront pas retrouvés.

Retour à Prévessin.

Durant la fin de nuit du 9 au 10 janvier Romand regagne son domicile. Il y serait arrivé vers 8-9 heures du matin. Il est resté très flou sur la façon dont il a passé ce dimanche. Il semble bien qu'il ait d'abord garé sa BMW de location à côté de sa maison pour, dans la matinée, la déplacer un peu plus loin sur le parking de la poste. C'est à cet endroit que la voiture sera découverte avec à l'intérieur un message énigmatique : "Un banal accident, une injustice peuvent provoquer la folie. Pardon Christine, pardon mes amis, pardon aux braves gens de l'association Saint-Vincent qui voulaient me casser la gueule". Vers 10 heures du matin son ami pharmacien l'a aperçu de loin. A un moment de l'enquête Romand a déclaré qu'il avait téléphoné chez ses parents à Clairvaux depuis une cabine téléphonique située près de la poste ... Il a dit également avoir mis le feu à sa maison le dimanche 10 janvier au soir vers 22 heures, après avoir pris du Nembutal. Alors que les experts ont établi que l'incendie a été allumé bien plus tard dans la nuit ...

Dans l'ensemble Romand a d'abord peu parlé des faits. Par contre les enquêteurs ont fait parler les témoins, la carte bancaire de l'intéressé, les services du téléphone, la cassette du magnétoscope, son courrier ... et dans un second temps le Juge d'Instruction a essayé d'obtenir des explications. Non sans mal. Nous allons y revenir.

C'est ainsi que l'enquête précisera plusieurs points. Chronologiquement :

- le 5 janvier 1993, Romand rend visite au pharmacien du village pour acheter des barbituriques sélectionnés par ses soins sur le Vidal. Certains produits n'étaient plus commercialisés. Il passe une commande pour du Sedatonyl et du Kaneuron.
- le 6 janvier, sa carte bancaire le situe dans une armurerie à Lyon où il achète deux bombes lacrymogènes, des balles de carabine 22 LR, un poing électrique, un silencieux.
- le vendredi 8 janvier, le Sedatonyl, le Kaneuron et un paquet de Fluogum lui sont remis par le pharmacien. La carte bancaire indique l'heure du paiement : 8 heures 52.
- le 8 janvier toujours, sa carte bancaire le localise à 10 h 38 dans une quincaillerie de Cessy. Il y règle divers articles dont une barre métallique de 1m 50, un jerricane plastique de 5 litres

spécial essence, un jerricane plastique de 20 litres spécial essence ... A 10 h 53 c'est au magasin Continent proche de la quincaillerie que sa carte bancaire règle pour 299 francs de carburant. Romand dira ne pas s'en souvenir mais un témoin assurera avoir vu un homme faire son plein et remplir deux jerricanes.

La mémoire des centraux téléphoniques peut se révéler d'une précision obsessionnelle :

- 8 janvier, veille du jour des crimes, 8 h 08 et 8 h 09, Romand compose le numéro de téléphone de Frédéric G. , un homme qui selon Romand "maltraitait" Christine C. Ce même numéro sera refait à 12 h 04, 20 h 04 et 20 h 05.
- 8 janvier, 12 h 29, communication émanant des parents Romand en direction du poste de leur fils. Durée 2 minutes 36 secondes.
- 8 janvier, vers 21 h, communication téléphonique entre le domicile des Romand et celui de la mère de Florence.
- 8 janvier, 21 h 54 appel du domicile de Romand vers le poste d'un homonyme de Frédéric G. Durée : 2 secondes.

- samedi 9 janvier, jour des crimes, vers 8 heures, communication téléphonique entre une psychologue, amie et collègue de catéchèse de Florence, et Romand.
- 9 janvier, 8 h 52 et 9 h 01 appel de chez Romand en direction de ses parents. Durée : environ 10 minutes.
- 9 janvier, 11 h 10. Nouvel appel de chez Romand en direction de ses parents. Durée : 66 secondes.
- 9 janvier, 13 h 35 appel de 5 minutes 37 secondes, de la maison des parents Romand à Clairvaux en direction du numéro de Christine C.

Entre-temps ce même 9 janvier, Romand sera vu vers 9 heures en train d'acheter des journaux dont son habituel *Dauphiné*, et vers 11 h 15 en train de traverser la rue pour relever sa boîte aux lettres.

- dimanche 10 janvier, entre 16 h 13 et 18 h 22, 9 appels de 20 à 30 secondes sont comptabilisés de Prévessin vers le poste de Christine C.
- dimanche 10 janvier, 18 h 36, Romand finit par joindre Christine C. au téléphone. Durée de la communication environ 13 minutes.
- dimanche 10 janvier, vers 21 h 15, un beau-frère de Romand compose le numéro de Prévessin, il tombe sur le répondeur.

La cassette saisie dans le magnétoscope de la maison des Romand a été expertisée. Dans l'après-midi du 10 janvier 1993, pendant 2 heures 40, elle a été enregistrée avec de fréquents changements de programmes (principalement de la télévision italienne). L'enregistrement a d'abord été fait sur la seconde moitié de la cassette, puis il y a eu rembobinage et enregistrement sur la première partie de la cassette.

Romand hospitalisé, le courrier continue à arriver. Les enquêteurs vont ainsi intercepter notamment deux lettres :
- une lettre de la BNP de Ferney-Voltaire datée du 14 janvier 1993 annonce que Romand est interdit bancaire pour 10 ans.
- une autre lettre du 12 janvier 93 de la BNP de Lons-le-Saunier indique que le solde du compte était "débiteur permanent et continu depuis le 17 décembre 1992".

L'ATTITUDE DE ROMAND PENDANT L'INSTRUCTION

Dans l'ensemble, pendant l'instruction, Romand s'est prêté bien volontiers aux entretiens, que ce soit avec le magistrat instructeur ou avec les experts.

Dans leur rapport, les premiers experts psychiatres, les Docteurs Laurent et Théveniaux, notent que Romand se raconte "complaisamment". Il donne "une impression de contact facile et bon", mais, précisent-ils, "sa facilité à parler" ne sert en fait qu'à donner "l'illusion d'un contact affectif satisfaisant". Quand cela peut servir son image, Romand fait preuve d'une très bonne mémoire. Mais dans le cas inverse il peut déployer tout un art de l'esquive et du flou. Il peut alors ergoter sans fin, même quand cela n'a pas un impact fondamental pour l'enquête. Par exemple, quand le Juge lui demande de retracer son parcours entre Prévessin, Clairvaux et Paris, Romand indique un premier trajet, puis il en fournit un autre possible, et encore un autre, il ne sait plus bien ...
Autre exemple : un peu plus d'un an après le drame, le Docteur Laurent le rencontre une dernière fois. Il essaie très prosaïquement de faire préciser quelques faits : "La vérité est dans les cœurs, et non pas dans les faits" se voit-il joliment répondre.

La "mémoire" de Romand va souvent lui manquer. Il ne se rappellera plus ce qu'il a pu acheter dans la quincaillerie de Cessy le 8 janvier, il ne se rappellera plus avoir rempli les jerricanes ... Il ne se rappellera plus de tous ses appels téléphoniques en direction de Frédéric G. Pourquoi donc lui téléphonait-il ? insiste le Juge : "On peut bien sûr penser, répond Romand en utilisant le "on" indéfini, que c'était pour exprimer une certaine agressivité en raison de l'attitude de Frédéric G. à l'égard de Christine C. Mais cela me paraît une explication parmi d'autres et je ne suis pas convaincu par celle-ci". Voila une réponse assez typique ...qui ne risquait pas de faire beaucoup avancer la compréhension de ses motivations .

Qu'a-t-il fait le dimanche 10 janvier 1993 ? Il a oublié. Il ne sait pas s'il a mangé. Il a oublié s'être servi du magnétoscope. La voiture ? : "J'ai dû garer ma voiture à proximité de la maison, mais je ne me souviens plus où exactement. Je me souviens ensuite que je suis allé garer la voiture un peu plus loin, près de la poste. Je vous avais indiqué que j'avais déplacé la voiture pour éviter qu'elle ne brûle, mais après réflexion, je pense que c'était pour éviter que des amis ne sonnent à la maison dans la journée, voyant la voiture garée devant, par exemple pour boire le café".

Au début de l'instruction Romand a un peu parlé du déroulement des faits. Mais au fur et à mesure que le temps passera, comme s'il en avait trop dit, il va "oublier" pas mal de choses, surtout si le sujet est sensible.
Exemple de réponse au Juge, il est question de la mort de sa mère : "Je ne sais pas à quel moment ma mère a pu dire les paroles que je vous ai rapportées (" Jean-Claude, qu'est-ce qu'il m'arrive ?"). Vous m'indiquez que j'avais déclaré qu'elle avait dit ces derniers mots avant de tomber ... Je ne saurais pas le dire aujourd'hui".

Parfois, confronté à des preuves irréfutables Romand retrouve un peu la mémoire. Ainsi l'autopsie du corps d'Antoine révèle la présence de barbituriques dans le sang. Il doit bien y avoir une explication. "Maintenant que vous me posez la question, répond-il au Juge, il est possible que j'aie versé quelques gouttes de barbituriques dans le verre d'eau d'Antoine et de Caroline."
Quelques mois après, remis sur le même sujet par le Juge, Romand se positionne en chercheur qui aurait produit des publications scientifiques sur ce point précis, d'où ces déclarations assez surréalistes :
"Un barbiturique à action rapide, précise Romand, est un barbiturique dont le pic sérique, c'est-à-dire la concentration maximale dans le sang, intervient rapidement, c'est-à-dire environ une heure après son absorption. Certains barbituriques sont à action plus lente, le pic sérique intervenant parfois jusqu'à huit heures après l'absorption. Actuellement, il y a très

peu de barbituriques à action rapide commercialisés en pharmacie, car les barbituriques sont de moins en moins utilisés comme somnifères. Un médecin généraliste n'en prescrit pratiquement plus. Ce type de médicaments est encore utilisé en neuropsychiatrie, mais en général dans un cadre hospitalier.
Le Juge : "En quoi des barbituriques pourraient vous être utiles dans le cadre de cultures cellulaires ?"
Romand : "Je ne pense pas que Jacques C. (le pharmacien) se soit posé des questions lorsque je lui ai demandé des barbituriques pour mes cultures cellulaires. Il s'avère en effet que j'avais souvent des idées originales en pharmacologie, dont certaines ne se sont d'ailleurs pas avérées extravagantes par la suite.
Par exemple, j'avais fait le rapprochement entre l'existence d'une relation entre le taux d'acide rétinoïque et le renouvellement des cellules auditives du requin ou de certains oiseaux d'une part, et d'autre part le vieillissement des mêmes cellules auditives chez l'homme. Depuis peu, les chercheurs se sont rendu compte de l'existence d'un lien entre l'acide rétinoïque et le vieillissement de ces cellules auditives humaines.
A ma connaissance, même si je ne suis plus dans les publications médicales, actuellement on rend sourd des rongeurs avec de la néomycine, puis l'on injecte des préparations d'acide rétinoïque dans la cochlée pour régénérer les cellules ciliées de l'organe de Corti.
Pour en revenir à la question que vous m'aviez posée concernant le rapport entre des barbituriques et des cultures cellulaires, je dirais qu'il n'y en a pas a priori. Peut-être y a-t-il une relation à rechercher pour la stimulation des hépatocytes, mais je ne saurais vous en dire plus là-dessus."

En février 1994, le magistrat instructeur notifie à Romand les conclusions des premiers psychiatres experts. Dans ces circonstances, la plupart des personnes mises en examen adoptent un profil bas. Ce n'est pas le cas de Romand, qui, très

calmement, devient expert à son tour et commente en se mettant sur un plan d'égalité le rapport de ses "collègues" :
"La "violence fondamentale" dont parlent les experts me paraît en effet pouvoir expliquer pourquoi j'ai pu me comporter normalement avec Christine C tout au moins avant de l'agresser. De même le fait d'aller à Clairvaux après avoir tué Florence et les enfants me paraît pouvoir être expliqué par cette violence fondamentale qui n'entraîne alors ni remords ni culpabilité jusqu'au dimanche, et peut-être au moment de mon réveil, encore qu'il y avait eu le coma.
A l'issue de la lecture du paragraphe six intitulé "examen", je suis très troublé parce qu'il me semble être arrivé par ma réflexion aux mêmes conclusions que les experts. Je ressens, comme les experts l'écrivent, cette ambivalence du feu, sacrifice et destruction ; le symbole du phénix me paraît évident, mort et résurrection. D'ailleurs, les experts rapportent mes paroles : "Mourir à nouveau".
Je réfléchis depuis un certain temps sur le rapprochement entre l'holocauste, sacrifice, "faire du sacré", au sens étymologique du terme, et bûcher des innocents, triste réalité au sens où ils ne méritaient pas de mourir."

En février 1995, un peu plus de deux ans après les faits et alors que l'instruction approche de sa fin, Romand pousse encore plus loin sa propre expertise de lui-même dans un long discours intellectuel philosophico-psychologique :
"A la suite des reconstitutions, je voudrais faire quelques remarques. Les reconstitutions m'ont permis de me rendre compte qu'il y avait un décalage entre la façon réelle dont j'avais vécu et commis les faits et le souvenir que j'en ai aujourd'hui. Je veux dire que je me suis rendu compte que lorsque j'ai commis les faits, l'affectivité que je mets aujourd'hui dans mes souvenirs, était probablement absente. Bien évidemment, cela n'est pas volontaire. Je ressens cette

affectivité présente dans mes souvenirs des faits, probablement pour me "rassurer".
Je me souviens par exemple qu'au sortir du coma, à l'hôpital, c'était comme s'il n'y avait pas d'affectivité dans mes réactions, c'était comme si je ne ressentais pas d'émotions. Je me souviens par exemple que je me disais que j'aurais dû pleurer, mais c'était comme si je ne savais pas le faire, ça ne venait pas. Je me souviens qu'au début, lorsque je sanglotais, je me forçais à le faire en quelque sorte. J'étais obligé pratiquement de provoquer ces sanglots. Aujourd'hui, au contraire, je suis obligé de refréner l'émotion, par pudeur et pour "tenir le coup", pour ne pas me laisser aller, alors qu'à cette époque, aux débuts de l'instruction, je me sentais obligé d'essayer de manifester une certaine émotion. A l'époque, je souffrais, mais cette souffrance ne provenait pas de la perte de ces êtres chers, mais plutôt de ce sentiment que j'avais d'avoir perdu toute affectivité, de ne plus avoir d'émotion.
J'avais un peu l'impression d'avoir fait le deuil de Florence, des enfants et de mes parents et qu'au contraire je n'arrivais pas à faire le deuil du Docteur Romand. Ce que je veux dire, c'est qu'au fil des reconstitutions, j'ai réalisé la réalité de l'existence que j'ai eue avec eux, Florence, les enfants et mes parents, et qu'il a donc fallu, pour commettre les faits, que je fasse abstraction de cette réalité affective, comme j'en ai probablement fait abstraction en partie aux débuts de l'instruction. Je précise que tout cela a été fait de manière inconsciente.
J'ai l'impression qu'il y a eu une espèce d'effet de balancier : pour commettre les faits, il fallait qu'il y ait le moins d'affectivité possible, même si cela n'est pas fatalement volontaire ; en revanche, cette absence d'affectivité après les faits manque cruellement et il y a comme un besoin de remettre de l'affectivité dans les faits.
Ce que je veux dire c'est que cette "indifférence", au moment des faits et immédiatement après, permet de souffrir moins

dans un sens, mais c'est aussi une autre forme de souffrance. Après les faits, il y a à la fois ce besoin d'enlever cette indifférence tout en sachant que cela va faire ressurgir la souffrance. Il y a cette espèce d'ambiguïté de vouloir à la fois retrouver ses émotions sachant que leur retour fera souffrir. Ce besoin de retrouver ses émotions provient du fait que je ne me reconnaissais plus sans elles.

Aujourd'hui, après les reconstitutions, j'ai l'intuition que si j'entre dans la réalité des faits complètement, je ne pourrais plus vivre. Je veux dire que même aujourd'hui je vis les faits un peu en spectateur, que je ne peux pas me mettre dans la "peau de l'acteur des faits" ...

DEUXIEME PARTIE : JEAN-CLAUDE ROMAND PAR LUI-MEME

Nous avons rencontré Jean-Claude Romand à la Maison d'Arrêt de Bourg en Bresse. Taille moyenne, visage rond, calvitie déjà bien avancée, quelque chose de mou dans l'attitude corporelle, il se présente comme un homme affable, digne et réservé. Notre rencontre a lieu dans une minuscule et sinistre salle de prison, mais à en juger par l'atmosphère, on se croirait facilement dans le salon feutré d'un bourgeois discret qui a réussi. Ce n'est pas un détenu ordinaire qui rencontre en prison deux psychiatres dans le cadre de l'instruction de son affaire, c'est plutôt "le Docteur Romand" qui reçoit deux confrères. Lui, du haut de sa célébrité, il nous fait l'honneur et la gentillesse de répondre à nos questions ...

Patiemment, avec lui, nous avons retracé son parcours biographique. C'est Jean-Claude Romand par lui-même en quelque sorte. Il l'a fait bien volontiers et même avec une certaine complaisance. Nous avons essayé ensuite de lui faire préciser le contexte psychologique de son affaire : quel a été son vécu ? comment voit-il les choses avec le recul du temps ? Là, sa coopération n'a plus été la même. Il esquivait les questions et partait facilement dans des digressions plus ou moins techniques ou philosophiques, et cela avec beaucoup de subtilité. Globalement il a donc adopté avec nous la même attitude qu'il avait eue avec les premiers experts deux ans auparavant. Dans l'ensemble il s'est positionné en victime. Il n'était pas quelqu'un qui avait commis des actes atroces, mais quelqu'un à qui il était arrivé des choses effroyables. Il parlait de lui et de l'affaire avec une grande froideur affective, plus professionnel, plus externe, plus rationnel, plus technique, plus distancié, plus expert que les experts .

Fils unique, Jean-Claude Romand est né en 1954 à Lons-le-Saunier dans le Jura (il avait donc 39 ans au moment des faits).

A l'époque de sa naissance ses parents habitaient Chatel-de-Joux, un petit village de 40 habitants, situé à 30 km environ de Lons-le-Saunier.

SON PERE.

Il était forestier. Il gardait et gérait des bois pour le compte de particuliers. Il travaillait avec deux cousins qu'il encadrait. Il était né en 1918 (il avait donc 36 ans à la naissance de son fils). Il est décrit avec des accents d'admiration : "C'était une forte nature tant sur le plan physique que psychique, il ne laissait pas paraître (ses émotions) ... Il a été formé par la captivité - prisonnier sur la ligne Maginot, il a fait cinq ans en Allemagne. Il avait fait deux ans de guerre avant -, il était de caractère solide ... mais très sensible, très proche ... Il m'a donné sa passion de la forêt ... Il aurait voulu que je sois un forestier diplômé ... A la fin il était handicapé par une rétinopathie diabétique" ...

Ce père était le quatrième d'une fratrie de six enfants : cinq garçons et une fille. L'un de ses frères aînés était mort d'un cancer osseux à l'âge de 20 ans. Deux de ses frères sont devenus mécaniciens et ont épousé des institutrices.

SA MERE.

Elle était née en 1923 (elle avait donc 31 ans à la naissance de son fils). Elle est décrite sur un ton médical, comme un cas clinique : "Elle était fragile, angoissée, négative, elle voyait la vie du mauvais côté ... elle avait eu un accident de vélo à 18 ans, ce qui avait provoqué un coma avec hématome extra-dural, elle avait été trépanée ... pour elle tout était risque, on voulait toujours la ménager. Pourtant elle assumait les coups durs ... Elle réagissait toujours pour le bien de ceux qui l'entouraient. Mais elle aimait mieux annuler une sortie que de prendre des risques. Elle n'était pas douée pour le bonheur, sauf peut-être avec ses petits-enfants" ...

Elle était l'aînée, et la seule fille, d'une fratrie de trois enfants. Son premier petit frère est mort "d'une dénutrition" à l'âge de huit mois quand elle devait avoir, elle, dans les deux ans.

LE COUPLE PARENTAL

Ses parents se sont mariés en 1952 (ils avaient donc 34 et 29 ans). Ils sont décrits comme des catholiques pratiquants ayant le sens du devoir. Son père avait été élevé dans une école religieuse.
Avant de se marier ils s'étaient occupés de leurs parents. La mère de Jean-Claude Romand s'était occupée "jour et nuit" de sa propre mère qui est morte, à 52 ans seulement, d'une cirrhose du foie non alcoolique. A son retour de captivité, le père de Jean-Claude avait vécu avec ses parents jusqu'à leur mort, peu avant son propre mariage. "C'était, dit-il, un mariage de raison ; dans le couple il n'y avait pas d'effusions, mais une sérénité apparente" ... Il ajoute aussitôt avec une pointe d'ironie : "Heureusement pour mon père qu'il ne travaillait pas avec elle" ...

FILS UNIQUE

Jean-Claude est resté fils unique car sa mère n'arrivait pas à avoir d'autres enfants : "Elle a fait deux grossesses extra-utérines après moi, en 58 et en 64 ? ... La deuxième fois c'était à Clairvaux, les deux fois ça a été dramatique ... Elle a eu une hystérectomie, on m'avait dit que c'était l'appendicite ... les deux fois je l'ai crue morte ... J'ai cru qu'on me cachait sa mort, c'était un mensonge pieux des adultes ... Après, c'est moi qui en ai imaginé : je me demandais si j'étais adopté car j'avais un copain adopté ; je n'osais pas poser de questions" ...

UNE PETITE ENFANCE SOLITAIRE

Jean-Claude Romand décrit une petite enfance dans un contexte d'isolement social et affectif : "A Châtel nous étions trois élèves à l'école qui a fermé peu après ; il n'y avait pas de maternelle, je suis entré à quatre ans dès que j'ai été propre, j'ai tout de suite appris à lire ... J'étais un enfant timoré, timide, pas sûr de lui. J'avais des livres ... Ma chienne était ma meilleure confidente, je lui parlais ... Il ne fallait pas que ma mère me voie inquiet, ça l'aurait angoissée et ça aurait augmenté mon angoisse de la voir angoissée, il y avait un cercle vicieux" ... A la maison il partageait la chambre de ses parents : "J'étais censé dormir ... J'ai dû refouler la scène primitive ; si je les avais vus j'aurais cru à quelque chose d'agressif, j'ai même du mal à la concevoir" .

Jean-Claude Romand a neuf ans quand, en 1963, ses parents aménagent dans la maison qu'ils ont fait construire à Clairvaux-les-Lacs (maison dans laquelle ils seront tués). Jean-Claude change d'école. Il entre en CM2. Son intégration scolaire est facile : "Une de mes tantes m'avait introduit à l'école, je savais déjà tout ; pour moi ça a été une année de vacances ... Toujours premier" ... Il fait ensuite sa sixième et sa cinquième au C.E.G. de Clairvaux où il est toujours dans les meilleurs.

Habituellement il est en bonne santé. Il n'est pas très sportif. Cela aurait angoissé sa mère, d'autant qu'en cinquième il s'est cassé l'avant-bras gauche en chahutant au foot .

UNE ADOLESCENCE STUDIEUSE

En classe de quatrième, Il fait son entrée comme interne au prestigieux lycée Rouget-de-Lisle de Lons-le-Saunier : "C'était le triste privilège des bons élèves pour continuer le latin ... Tout le monde avait le cœur déchiré ... Ma mère en a souffert ... Je me suis retrouvé dans un dortoir à 80 ... J'ai vécu difficilement le règlement strict encore napoléonien. Pas d'intimité. Pire que la prison ... Les externes eux racontaient ce qu'ils avaient vu à la télé, leurs matches ... Heureusement il y avait une bonne camaraderie" ... Il précise : "Je n'ai pas fait de crise d'adolescence, pas de révolte" ...

Premier ou deuxième de la classe, il collectionne les prix d'excellence. A 17 ans, il obtient son Bac C, mention assez bien, avec près de 14 de moyenne (un seul élève avait décroché une mention bien). Il se souvient avoir eu des notes plutôt inattendues, par exemple 16 en philo au lieu du 10 habituel. Le sujet était : "La vérité existe-t-elle ?" Auparavant son bon dossier lui avait valu d'être accepté comme interne en prépa agro au lycée du Parc à Lyon.

LA DECOMPENSATION DE L'AUTOMNE 1971.

Il a du mal à expliquer ce qui s'est passé à la rentrée de septembre 1971, alors qu'il a 17 ans et demi : "Matériellement j'étais dans de bonnes conditions : j'avais plus d'intimité, un box à moi ... J'ai été surpris par le niveau des profs, des gens très brillants ; je pénétrais dans le temple de l'intellect ... Tout se passait bien sur le plan scolaire, j'avais de bons résultats" .

Apparemment les difficultés sont venues d'un autre secteur : "Il y a eu le bizutage ; il y avait des humiliations difficiles à supporter, les externes n'avaient pas à subir ça ... J'ai senti une sorte d'injustice ... J'étais éloigné de mes parents et ne rentrais que tous les 15 jours ... Pour la première fois j'ai pensé au suicide, je me voyais en haut de la cage d'escalier ... J'ai arrêté mes études ; à la Toussaint je n'étais plus au lycée du Parc" .

Il ne sait plus bien comment s'est négocié cet arrêt de sa scolarité et son retour chez ses parents, mais il est sûr qu'on a mis en avant une cause somatique : "On a parlé de problème de santé ... J'aurais eu honte qu'on dise autre chose ... Chaque fois que ça se passait mal, il fallait qu'il y ait quelque chose d'organique ... Tout le monde pensait que j'allais réintégrer ... Je masquais pour mes parents ; il fallait sauver les apparences, ça les rassurait" .

Pendant le reste de l'année scolaire, il a alors préparé Math-Sup par correspondance, vivant en reclus, sans relations sociales. Il ne quittait la maison que pour quelques sorties en forêt avec son père.

LES ETUDES DE MEDECINE, LA RELATION AVEC FLORENCE

A la rentrée de septembre suivante (1972), il bifurque vers des études de médecine. Il pense que Florence - qui deviendra sa femme - était pour quelque chose dans cette nouvelle orientation. Florence était une cousine de cousins. Le père de Jean-Claude et celui de Florence étaient du même village et se tutoyaient : "Florence je la connaissais depuis sa naissance, on avait un oncle et une tante en commun ... C'était mon premier amour, à 14 ans j'avais déjà (il s'interrompt) ... Elle était belle, elle avait fait de la danse classique .... Je n'ai jamais eu d'autres flirts ; l'été avant d'entrer au Parc, elle avait 16 ans et demi, moi 17 ans et demi, on s'est pris par la main. Elle était en première à Annecy, elle voulait faire dentaire" .

Il échoue à sa première année de médecine, selon lui de peu : "J'étais dans les 125ème, ils en prenaient 120 ... J'étais arrivé pas motivé, ce n'était pas une vocation". Il redouble sa première année. Il se retrouve alors dans le même amphithéâtre que Florence : "C'était tout un jeu subtil : elle a habité d'abord chez une cousine, il ne fallait pas montrer, il fallait cacher cette relation ; c'était quand même une presque cousine, il y avait une sorte de tabou ... Après elle a habité dans un foyer : la mère religieuse me laissait entrer dans la salle d'attente en tant que cousin" ... En 1974 il réussit sa première année de médecine - il est, dit-il, dans les trentièmes -, tandis que Florence échoue.

Selon lui 1975 est une année charnière : "Le premier mai 1975, avec Florence, on s'est dit « je t'aime », et depuis on fêtait cette date tous les ans ... En juin j'étais en fin de deuxième année de médecine, je ne me suis pas réveillé pour un examen. Je devais repasser en septembre. J'ai travaillé pendant l'été à Clairvaux ... Deux jours avant la session de septembre, j'ai fait une chute dans les escaliers. Je me suis fait une fracture du scaphoïde droit ... Le jour des épreuves mes parents m'ont accompagné, mais je ne suis pas allé à l'examen, j'ai fait un tour. Le soir, j'ai dit que ça s'était bien passé ... après j'ai dit que j'avais réussi, ce n'était pas prémédité ... Après j'ai continué le cursus, j'ai suivi les cours. Mes copains y croient, Florence y croit ... Je faisais comme si ... La veille des examens je révisais avec Florence ... Pendant dix ans je me suis inscrit en deuxième année" ...

Lors du second entretien Jean-Claude Romand donne une version un peu différente : il aurait alors, pour expliquer son échec, raconté à ses plus proches camarades qu'il avait été malade, en l'occurrence qu'il avait eu un lymphome ... Il nous assure également, en réponse à l'une de nos questions, que Florence n'était ni bête, ni naïve ... Il est à noter également qu'aucune trace de la "fracture du scaphoïde" n'a été retrouvée par le Juge. Romand a évoqué des soins "officieux" par un camarade à l'hôpital Edouard Herriot. Autre anomalie : il a déclaré avoir gardé le plâtre trois semaines seulement.

Florence qui a raté médecine à deux reprises est "inscrite en pharmacie par son père". En pharmacie, elle réussit et monte ses années. En 1978 Jean-Claude et Florence se fiancent. Le 20 septembre 1980 - (il a 26 ans et Florence 25) -, c'est le mariage : "Il y avait 150 personnes à la soirée ... Je disais que je venais de réussir l'internat de Paris, mais que j'étais détaché à l'INSERM de Lyon ... J'arrivais à y croire, pas en permanence ; il fallait que j'y croie, sinon si j'avais eu la moindre tendance suicidaire ... Il n'y avait ni culpabilité, ni volonté de séduire Florence ... Je disais que, faisant de la recherche, je n'avais pas besoin de thèse ... Si j'en avais fait une il aurait fallu inviter Florence" ...

Jean-Claude Romand n'a pas évoqué spontanément son exemption du service militaire pour, dit-il, "des problèmes de dos". Pendant ses "études", il était censé être à l'hôpital, désormais il est censé aller travailler à l'INSERM : "Je n'étais pas couvert par la Sécu, je suis resté 18 ans sans Sécu ... Pour passer le temps j'allais à la bibliothèque universitaire, on savait que j'étais un rat de bibliothèque ... je travaillais dans la voiture, à la cafétéria, au parc de la Tête d'or" ... Sur le plan financier ses parents continuaient, dit-il, à lui verser de l'argent et il avait un compte commun avec son père.

1983 FERNEY-VOLTAIRE, LA PATERNITE

En 1983 les Romand emménagent dans un appartement en location à Ferney-Voltaire dans le pays de Gex. Florence y avait fait un remplacement de pharmacien. En 1984, Romand vend l'appartement que ses parents lui avaient acheté à Lyon. Officiellement il est alors médecin de l'OMS à Genève. Il passe ses journées dans sa voiture qui lui sert de bureau, ou à Genève, ou à Lyon, à la FNAC, chez Flammarion, chez Decitre. Il "potasse tout, y compris la philosophie, la théologie" ...

Deux enfants vont naître pendant cette période : Caroline le 14 mai 1985 et Antoine le 2 février 1987. Selon lui, le délai entre le mariage et les naissances s'explique par le fait que Florence avait "la hantise de l'accouchement". Des amis avaient cru que leur couple était stérile. S'agissant de ses enfants, il est à noter que Jean-Claude Romand ne parle d'eux que très rapidement, de façon administrative, sans la moindre émotion visible.

Quand lors du premier entretien nous lui demanderons de quoi il vivait à cette époque, il évoquera les remplacements de Florence et l'aide financière de ses parents à lui : " On se contentait de peu d'après le Juge", nous confie-t-il même avec un certain aplomb. (Le Juge nous donnera une tout autre version. Jean-Claude Romand jouait alors la carte du "travailleur en Suisse qui connaît de bons filons pour placer de l'argent". En 1986 son beau-père lui a confié pour placement sa prime de mise à la retraite. Début 1990, quatre ans plus tard, après la mort accidentelle de ce dernier, c'est sa belle-mère qui lui remet les 1 300 000 francs provenant de la vente de leur maison ...)

1990 PREVESSIN, LA LIAISON AVEC CHRISTINE C.

1990 semble être une nouvelle année charnière. Au printemps 1990 les Romand louent une maison à Prévessin (maison où il tuera femme et enfants). Cette année-là il aurait fait un ulcère d'estomac "soigné par un copain". Mais c'est aussi et surtout l'année, où au cours de l'été, il devient l'amant d'une belle fausse blonde, séductrice et pleine de charme : Christine C.

Christine et son mari, tous deux dentistes, étaient leurs voisins. Ils habitaient le même immeuble qu'eux à Ferney-Voltaire. A l'automne 1989, Christine quitte son mari. Selon Romand, elle ne supportait plus "ce flambeur, en permanence survolté et aux goûts de luxe". Christine prend ses distances et part pour Paris avec ses deux enfants : "Je suis devenu son confident ... Un jour de façon impulsive je lui ai dit « je t'aime » ... Nous sommes devenus amants ... Nous avons fait un voyage de quinze jours à Rome en août 1990. A l'automne 90 je me sentais déprimé, Christine voulait rompre. J'ai reparlé de "mon lymphome", je pensais au suicide ... Nous avons fait un autre voyage à Leningrad en janvier 1991. Christine a voulu arrêter la liaison. Depuis nous n'avions plus de relations sexuelles, mais une relation amicale ... j'étais son grand frère, elle était ma petite sœur, j'étais son confident".

La liaison avec Christine semble marquer un tournant au niveau de ses dépenses financières : "C'est à ce moment-là, avec Christine, que les goûts de luxe ont démarré ... Ce sont les aspects superficiels de Christine qui s'attachait aux apparences : pour elle la couleur de la BM avait son importance ... Pourtant c'est ce qu'elle refusait avec son mari" ... Apparemment tout cela se passait à l'insu de Florence à qui Jean-Claude Romand disait qu'il était en congrès ou en mission pour l'OMS : "Avec mes enfants, avec Florence, j'avais une vie merveilleuse sur tous les plans ... Je me sentais presque coupable d'être heureux avec Florence ... Le bonheur était construit sur du sable, il fallait supprimer ce bonheur" ...

En décembre 1991 Christine lui remet, pour les placer en Suisse, 900 000 francs en liquide, somme qui correspondait à sa part de vente du cabinet : "Pour que son mari n'ait pas trop, elle voulait les dissimuler ... je les ai versés sur mon compte bancaire ... elle était pleine de confiance ... Cet argent il est resté sur mon compte : je n'ai jamais eu de compte en Suisse ; le banquier me harcelait pour le placer" ...
Selon lui ce problème d'argent entre Christine et lui ne serait pas déterminant dans la suite des événements et il se fait laconique : "Christine m'a demandé de l'argent en juillet 1992 pour acheter son cabinet ... Je lui ai dit je vais vendre ma voiture, ce n'est pas disponible en ce moment ... Sur le plan financier j'aurais pu repousser les échéances" ... (En fait

l'enquête a apporté un éclairage tout autre : Christine réclamait son argent, et Romand était aux abois sur le plan financier).

A PROPOS DES PASSAGES A L'ACTE CRIMINEL

Délaissant le déroulement des faits eux-mêmes dans leur matérialité - qui sont du ressort de l'instruction -, nous avons demandé à Jean-Claude Romand d'essayer d'en préciser le contexte psychologique.

Il nous livre alors, d'une manière assez froide et rationalisante, parfois philosophique, sa compréhension du drame. Ses propos sont flous et lacunaires : "Je pensais au suicide. Si Florence avait découvert tout ça, c'est pas pensable, on doit penser : elle doit être complice, pourtant Florence n'a jamais eu de soupçons ... Le premier trimestre de l'année scolaire 92-93, il y a eu un grain de sable à l'école. Florence était vice-présidente des parents d'élèves, moi secrétaire du conseil d'administration ... Il y a eu un problème. Le directeur avait une liaison avec une institutrice, ça a fait scandale, on voulait le vider mais sans dire le vrai motif. J'ai trouvé leur décision injuste ... Vu ma situation pas claire à moi, j'étais mal placé pour être un redresseur de torts, j'étais en face du miroir, ça a ouvert la faille" ...

Il nous donne alors quelques éléments de réalité sur la chronologie des faits, et, évoquant à nouveau sa démarche vis-à-vis de son suicide, il reprend : "Je me disais quand Florence va apprendre ma mort ... Je me rassurais en me disant qu'il y a de l'argent en Suisse (Jean-Claude Romand nous raconte ça comme s'il y croyait, alors qu'il vient lui-même de nous dire qu'il n'a jamais eu d'argent placé en Suisse) ... J'ai imaginé lui faire une cassette d'explication ... Mais mon image de marque devenait secondaire, j'étais mort" ...

Il évoque les préparatifs tout en disant qu'il n'y croyait pas, ainsi il parle des balles achetées : "Je n'y pensais pas, ça ne pouvait pas être les balles qui allaient traverser le cœur de mes enfants ... j'ai acheté le silencieux et des balles, je me suis fait faire un paquet-cadeau" ...

Questionné sur l'épisode avec Christine, il élude : "Je lui avais laissé le livre de Kouchner où il raconte le suicide d'un ami anesthésiste ... A d'autres amis aussi j'ai fait le coup de demander de l'aide sans demander" ... (Sous-entendu, c'était une manière de l'informer de mes intentions suicidaires et de demander de l'aide. Ce livre de Kouchner, intitulé *Le malheur des autres*, porte la dédicace : "Pour mon collègue de cœur et de l'OMS. Cordialement à Jean-Claude et Florence. B. Kouchner 31-1-92").

Puis Jean-Claude Romand revient sur son suicide : "J'ai avalé un flacon de Nembutal, je voulais mourir à côté de Florence ... Apparemment il y a un doute sur ma volonté de suicide : les experts le diront ... On m'a transporté dans le coma, coma de huit jours" ...

Pourquoi avoir mis le feu ? : "J'ai pensé simuler un accident, me brûler dans la voiture ... Mais le suicide fait mal à ceux qui restent (à ce moment-là il présente un des rares moments d'émotion visible) ... A la fin ma volonté de suicide était peut-être plus basse : j'ai dû faire mon procès, je m'en remets à Dieu" ...

(En résumé : quand il s'agit d'évoquer les faits et ses motivations, Romand se garde au maximum d'en parler et d'en donner une interprétation. En caricaturant on pourrait dire qu'il n'a qu'un sujet d'intérêt : lui et son suicide).

VIE EN DETENTION

"En prison j'ai des amis, nous assure-t-il d'un ton convaincant (mais qui ne nous convainc qu'à moitié) ... Il y a un paradoxe, la prison protège du monde extérieur ... Les moments de reconstitution ont été les plus difficiles, le deuil est impossible, à chaque reconstitution je repars à zéro".

En ce qui concerne l'avenir il poursuit encore sur le thème du suicide : "Je me suis fixé le procès ... J'avais prévu de me suicider le premier mai 1993, en souvenir de notre premier « je t'aime » ... J'avais une corde aux dimensions, qu'un copain m'avait fournie ... Bérégovoy s'est suicidé l'après-midi, après il y a eu un déclic ... J'ai parlé à l'aumônier (Jean-Claude Romand se met à sangloter) ... Je leur dois au moins ce procès, cette explication. Tous les moyens sont bons pour tenir jusque-là ... Ce rouleau, c'est horrible, j'aurais pu donner une mort plus paisible ... Ma dernière pensée, c'est de ne pas attendre le verdict, car on pourrait croire que le suicide est en relation avec le verdict (verdict qui serait trop lourd). Que va-t-on penser de moi ? ..."

En même temps il fait l'éloge de la vie et se dit soulagé : "Je n'ai jamais été aussi libre, jamais la vie n'a été aussi belle ... je suis un assassin, j'ai l'image la plus basse qui puisse exister dans la société mais c'est plus facile à supporter que les vingt ans passés avant, je suis enfin moi " ...

Il n'évoque pas spontanément sa relation actuelle avec Gisèle. Il s'agit en fait de l'institutrice de l'école Saint-Vincent à propos de laquelle il y avait eu toute cette histoire pour une liaison avec le directeur de l'établissement. Il les avait défendus : "Contrairement à ce qu'on a voulu lui faire dire, avant les faits il n'y avait pas de liaison entre nous, on se disait "vous" ... elle est venue au parloir, c'est devenu une relation plus qu'amicale.

Amoureux en prison ? Il y a des sentiments forts ... Parfois elle me reproche de continuer à masquer mes sentiments, ma souffrance".

De sa prison Jean-Claude Romand lui a adressé des lettres qui empruntent des passages entiers de *La chute* de Camus : "Il s'agit de l'histoire d'un juge qui reconnaît qu'il a été un hypocrite en toute bonne foi ... Camus le rend sympathique en ce sens qu'il ressemble à tout le monde" ... Camus intéresse particulièrement Jean-Claude Romand : "Le problème du suicide est la base de sa philosophie" ...

Petit détail significatif. A la fin du premier entretien au moment où nous le quittons, il nous glisse interrogatif : "Vous venez de Paris ?" Non, nous venons de Lyon : la déception apparaîtra sur son visage, vite réprimée.

TROISIEME PARTIE : APPROCHE PSYCHOLOGIQUE. COMMENTAIRES ET HYPOTHESES.

A PROPOS DU CONTEXTE FAMILIAL DE ROMAND

Reprenons ce que Romand dit de SON PERE.

Ce père, forestier de profession, est décrit avec admiration : "C'était une forte nature tant sur le plan physique que psychique, il ne laissait pas paraître ... Il a été formé par la captivité ... Il a fait cinq ans en Allemagne" ...

Commentaires :

Si Romand admire son père et le décrit comme un homme fort, c'est d'abord et avant tout parce qu'il "ne laisse pas paraître". Il faut savoir cacher : voilà le premier message, le premier commandement, reçu du père ... Dans ce système un vrai homme c'est d'abord quelqu'un qui sait se contenir et donner le change.
Romand précise que son père, qui a passé cinq ans comme prisonnier en Allemagne, a été "formé par la captivité". Alors qu'on pourrait imaginer un discours du style : "Mon père a été blessé, marqué, traumatisé à vie, etc., par ses années de captivité pendant la guerre", là, le passage par la captivité est vécu comme une "formation". Comme une initiation "à la dure", mais dont on sort renforcé. Un passage par une grande école ne serait pas décrit autrement.
Pendant le procès, on a beaucoup glosé sur le côté "homme des bois" de ce père. Aspect dont aurait hérité son fils. Certes le mot "sauvage" dérive du latin "silva", la forêt, tout comme en anglais "wild" renvoie à "wood". Mais cette interprétation nous paraît ici inadéquate et pour le moins plaquée. La sauvagerie de la captivité et de la guerre nous paraît infiniment plus déterminante que celle de la forêt.
Ce qui nous semble important dans les propos de Romand, c'est cet aspect éloge latent de la captivité. Dans ce système, la vraie école de la vie n'est pas celle de la liberté, mais bien celle

de la captivité. On peut d'ailleurs rapprocher ces propos avec d'autres le concernant où il fait en quelque sorte l'éloge de sa prison à lui : " ...Il y a un paradoxe, la prison protège du monde extérieur ... Je n'ai jamais été aussi libre, jamais la vie n'a été aussi belle" ... A un certain niveau la prison du fils semble résonner comme en écho à une captivité du père restée idéalisée.

LA MERE.

Qu'en dit Romand ?
"Elle était fragile, angoissée, négative, elle voyait la vie du mauvais côté ... Elle avait eu un accident de vélo à 18 ans, ce qui avait provoqué un hématome extra-dural, elle avait été trépanée ... Pour elle tout était risque, on voulait toujours la ménager. Pourtant elle assumait les coups durs ... Elle réagissait toujours pour le bien de ceux qui l'entouraient. Mais elle aimait mieux annuler une sortie que de prendre des risques. Elle n'était pas douée pour le bonheur ...
Elle a fait deux grossesses extra-utérines après moi ... Les deux fois ça a été dramatique ... Elle a eu une hystérectomie, on m'avait dit que c'était l'appendicite ... les deux fois je l'ai crue morte. J'ai cru qu'on me cachait sa mort, c'était un mensonge pieux des adultes ...
J'étais un enfant timoré, timide, pas sûr de lui. J'avais des livres ... ma chienne était ma meilleure confidente, je lui parlais ... il ne fallait pas que ma mère me voie inquiet, ça l'aurait angoissée et ça aurait augmenté mon angoisse de la voir angoissée : il y avait un cercle vicieux" ...

Commentaires :

Romand a perçu sa mère comme une personne anxieuse, rabat-joie et hypocondriaque, obsédée en permanence par l'idée qu'un accident peut arriver à tout moment. On imagine

facilement qu'elle ne valorisait pas beaucoup les performances sportives et les prises de risque de son fils. La fracture de l'avant-bras de Jean-Claude, accident de football quand il était en cinquième, n'a pu que la conforter dans ses craintes en la renvoyant à son propre accident de vélo.
Apparemment, il n'y avait aucune place pour le plaisir et la sexualité dans la vie du couple des parents Romand. Expliquer à leur fils ce qu'était une grossesse extra-utérine risquait assez vite de devenir scabreux. A nouveau on voit à l'œuvre la problématique du "cacher" pour la bonne cause : le mensonge est qualifié de pieux. Et tant pis si le fils est envahi par des fantasmes de mort. Dans ce système idéologique on a le droit d'être malade, voire en danger de mort, mais la sexualité doit rester inimaginable ...
Le mensonge des parents sur la grossesse extra-utérine qui devient une appendicite peut être vu comme un prototype des mensonges à venir du fils : on ment pour cacher quelque chose que l'on ne veut pas voir sur l'image. En somme c'est un mensonge narcissique, et pour cela on crée une néo-réalité de voisinage.
Selon ses dires, Romand ne pouvait pas compter sur les capacités de contenance maternelle. C'est à sa chienne qu'il se confie et il se réfugie dans ses livres. Il semble avoir développé très tôt tout un système de défense dans un intellectualisme solitaire. Plus qu'à apprendre, les livres lui servent à s'isoler. On a déjà là en place ce qui constituera plus tard une partie de son mode de fonctionnement : Romand passera le plus clair de son temps à s'isoler et à lire, journaux, revues et livres, dans les bibliothèques, les librairies, sur les aires d'autoroutes.

LA PREHISTOIRE DE ROMAND : DES PARENTS SURVIVANTS.

Il convient également de situer l'histoire de Romand dans le prolongement de celle de chacun de ses parents. Ses parents ont comme première caractéristique d'être des survivants. Le père de Romand a perdu un frère aîné d'un cancer. Il réchappe ensuite à la guerre. La mère de Romand, dont le petit frère est mort d'une dénutrition, est également une survivante dans sa fratrie. Echappant à la mort lors de son accident de vélo, qui lui a valu une trépanation, elle est, elle aussi, une double survivante.

Quand ses parents se mettent en ménage, pour l'époque ils ne sont plus tout jeunes. Il a 34 ans et elle en a 29. Le père de Romand vient de perdre ses deux parents, c'est un endeuillé. La mère de Romand a perdu sa propre mère de façon prématurée, elle n'a plus que son père, seul grand-parent que connaîtra Jean-Claude ... Bref, les deuils imprègnent profondément la préhistoire de Romand. Il y a beaucoup de "cadavres dans les placards" ...

Commentaires :

Dans ce contexte sursaturé par la mort, dans un milieu catholique rural d'après-guerre, il n'y a rien d'étonnant à ce que l'union du couple se structure sur le mode du "mariage de raison". On imagine facilement qu'au départ le principe de plaisir n'était pas un organisateur essentiel de la vie commune.

Une descendance nombreuse aurait peut-être apporté au couple un peu de réassurance narcissique. A l'inverse, les grossesses extra-utérines n'ont pu être vécues que comme des malédictions du ciel qui renvoyaient à la stérilité et à la mort ...

Jean-Claude s'est ainsi retrouvé seul enfant du couple. Seul enfant survivant de parents survivants, il se trouve fatalement leur objet narcissique. Plus qu'un autre il a tout pour être leur enfant-Dieu, celui autour duquel tout tourne.

Dans ces cas-là il n'est pas rare que l'école joue un rôle régulateur, l'enfant-Dieu devenant à sa scolarisation un simple élève parmi d'autres. Mais à l'époque l'école communale de Chatel-de-Joux ne devait sa survie qu'à ses quelques rares et précieux élèves. Et Jean-Claude, par ailleurs neveu de deux institutrices et bon élève, avait tout pour "plaire à la maîtresse". Idolâtré à la maison, Romand s'est donc retrouvé petit Dieu à l'école, un peu pour les mêmes raisons. Toujours premier de la classe à Clairvaux, prix d'excellence à Lons, il a continué sa carrière "théologique" de petit Dieu sans anicroche jusqu'au Bac ...

En somme, pendant toute son enfance et son adolescence, Romand a probablement baigné dans un système idéologique particulièrement toxique dans lequel il devait à tout prix soutenir le narcissisme de ses parents. De ce point de vue, il était davantage leur protecteur que leur protégé, ce que, peut-être, ils paieront plus tard au prix de leur vie, nous y reviendrons. Dans cette "religion" particulière le "pieux mensonge" pouvait être une valeur au même titre que la réussite scolaire. Les "maîtresses" de l'enfance ont eu également leur part de responsabilité en faisant de Jean-Claude un fort en thème introverti. Ce n'est probablement pas un hasard si quelques années plus tard Romand va se retrouver engagé dans un conseil de parents d'élèves. Une "injustice" avec une institutrice de l'école de ses enfants serait selon lui le point de fissuration de sa décompensation criminelle. Et la "maîtresse" en question viendra le soutenir en prison.

L'anecdote du 16 en philo qui clôture cette période de sa vie ne doit rien non plus au hasard. A cette époque Jean-Claude Romand avait des raisons personnelles de se montrer un parfait connaisseur de la problématique du mensonge, donc de celle de la vérité. Le sujet du Bac lui allait comme un gant. Le jeune Oedipe avait lui aussi des raisons personnelles de percer l'énigme de la sphinge ...

LA CRISE DE SEPTEMBRE 1971 A L'OCCASION DE SON ENTREE AU LYCEE DU PARC A LYON.

Romand a alors 17 ans et demi. Que dit-il de cette première crise ? "Matériellement j'étais dans de bonnes conditions, j'avais plus d'intimité, un box à moi ... J'ai été surpris par le niveau des profs, des gens très brillants, je pénétrais dans le temple de l'intellect ... tout se passait bien sur le plan scolaire, j'avais de bons résultats ...
Il y a eu le bizutage : il y avait des humiliations difficiles à supporter, les externes n'avaient pas à subir ça ... j'ai senti une sorte d'injustice ... J'étais éloigné de mes parents et ne rentrais que tous les 15 jours ... pour la première fois j'ai pensé au suicide, je me voyais en haut de la cage d'escalier ... j'ai fait une sinusite et j'ai arrêté mes études ... à la Toussaint je n'étais plus au lycée du Parc ...
On a parlé de problème de santé ... j'aurais eu honte qu'on dise autre chose ... chaque fois que ça se passait mal, il fallait qu'il y ait quelque chose d'organique ... tout le monde pensait que j'allais réintégrer ... je masquais pour mes parents, il fallait sauver les apparences, ça les rassurait" ...

Hypothèses :

Pour Romand l'entrée en prépa au lycée du Parc à Lyon constitue une véritable rupture idéologique : il n'est plus un petit Dieu. Il n'est plus dans la toute-puissance. Il est un vulgaire bizuth comme un autre, qu'on "humilie" ... Il craque et pour la première fois pense au suicide.
Plus qu'une simple dépression, il est probable qu'il a alors présenté un effondrement narcissique grave. Il est intéressant de noter la manière dont cette crise psychologique grave est masquée sous la forme d'une maladie somatique. En bon fils de son père, Romand "ne laisse pas paraître", et en bon fils de son hypocondriaque de mère, c'est au niveau de son corps qu'il est officiellement malade.
Dans son livre, Emmanuel Carrère évoque une autre hypothèse qui nous paraît très pertinente et complémentaire à la nôtre :

selon lui, à son arrivée au Parc, "dans le temple de l'intellect", l'image du père de Romand se serait considérablement ternie aux yeux de son fils. Romand l'aurait alors regardé avec le regard dédaigneux prêté à ses camarades pour qui "un régisseur forestier était une sorte de bouseux subalterne". Il aurait eu honte de ce père et n'aurait plus pu s'identifier à lui, même en devenant ingénieur agronome.

LE CHOIX DES ETUDES MEDICALES ET LE CHOIX DE FLORENCE.

Romand se fait très sobre et expéditif quand il s'agit de chercher les raisons de sa bifurcation vers les études médicales. A l'entendre, en gros, il aurait fait médecine pour se retrouver dans le même amphithéâtre que sa belle cousine. Selon lui, il n'avait pas la vocation.
Par contre, il se montre plus prolixe pour évoquer le choix de Florence. C'était une cousine de cousins. Son père à lui et celui de Florence se tutoyaient et étaient du même village. Il la connaissait depuis sa naissance. C'était son premier amour. Elle était belle, elle avait fait de la danse classique ...

Hypothèses et commentaires :

Contrairement à ce qu'il affirme, Romand avait de puissantes motivations pour faire médecine, mais des motivations inconscientes. Devenir médecin pouvait dans son fantasme lui permettre de comprendre - enfin - la maladie de sa mère, voire de la guérir ... L'expression mystérieuse, "psychosomatique", de cette maladie aurait pu faire en sorte qu'il se sente attiré par la psychiatrie ... (Emmanuel Carrère, qui nous cite en page 60 de son livre, a visiblement été touché par cette argumentation. Il va cependant un peu trop loin pour le besoin de sa thèse quand il nous fait dire que Romand "aurait pu devenir un excellent psychiatre". Il ne suffit pas d'être porteur de souffrances pour devenir un bon praticien. Pour cela, il aurait fallu à l'intéressé une longue et profonde analyse préalable !).

L'échec de Romand à son examen de première année de médecine n'a bien évidemment rien à voir avec un problème de niveau ou de capacité intellectuelle. Cet échec ressemble plus à un blocage psychologique qu'à autre chose. Le métier de médecin peut être attirant, mais peut en même temps se révéler effrayant et très dangereux pour quelqu'un qui n'est pas à l'aise avec ses propres tendances agressives et sadiques. Nous faisons l'hypothèse que d'une certaine manière Romand le sentait et le percevait intuitivement, et que c'est son côté sain qui le détournait de cette voie ... (On explique de cette même manière une partie des échecs répétés de certains candidats à l'examen du permis de conduire. Pour eux, il vaut mieux échouer, car être autorisés à conduire un véhicule équivaut à un permis de tuer ou/et de se tuer).

Le choix de Florence est présenté de façon assez particulière. Pas un mot sur ses qualités morales ou intellectuelles. Romand dit simplement qu'elle est "belle" et qu'elle avait fait de la danse classique. Certes, de la part d'un jeune homme, ce choix "narcissique" n'a rien d'extraordinaire : Brassens chantait bien que "le cœur à 20 ans se pose où l'œil se pose", mais quand même ... A-t-il choisi Florence uniquement pour sa beauté ? Ne l'aurait-il pas choisie également et surtout pour d'autres raisons et notamment pour sa naïveté ? Aurait-il fait une cour aussi insistante et assidue à une jeune fille plus exigeante, plus profonde, plus perspicace ? Aurait-il eu ses chances ?
Dans ce choix il y a probablement un autre niveau, beaucoup plus déterminant. Narcissisme et altérité exogamique ne font pas bon ménage. Avant de nous dire qu'elle était belle, Romand insiste lourdement pour signaler que Florence était de la famille, leurs pères étaient du même village, se tutoyaient ... Bref, dans un registre assez archaïque, elle représente un double

familier de lui-même, sur un terrain d'indifférenciation endogamique parfaite.

LE TOURNANT DE L'ANNEE 1975

Selon Romand 1975 a été une année charnière :

"Le premier mai 1975, avec Florence, on s'est dit « je t'aime », et depuis on fêtait cette date tous les ans ... En juin j'étais en fin de deuxième année de médecine, je ne me suis pas réveillé pour un examen. Je devais repasser en septembre. J'ai travaillé pendant l'été à Clairvaux ... Deux jours avant la session de septembre, j'ai fait une chute dans les escaliers. Je me suis fait une fracture du scaphoïde droit ... Le jour des épreuves mes parents m'ont accompagné, mais je ne suis pas allé à l'examen, j'ai fait un tour. Le soir, j'ai dit que ça s'était bien passé ... après j'ai dit que j'avais réussi, ce n'était pas prémédité ... Après j'ai continué le cursus, j'ai suivi les cours. Mes copains y croient, Florence y croit ... Je faisais comme si ... La veille des examens je révisais avec Florence ... Pendant dix ans je me suis inscrit en deuxième année" ...
Dans une seconde version Romand nous rapportera que pour expliquer son échec, il a raconté à ses plus proches camarades qu'il avait été malade, en l'occurrence qu'il avait eu un lymphome ...

Hypothèses et commentaires :

En mai Romand fait sa déclaration d'amour à Florence et en juin il échoue à son examen. La manière dont il rapporte ces deux événements dans un même jet, presque dans la même phrase, semble suggérer qu'il a lui-même fait un lien entre les deux. C'est un peu comme s'il disait que l'échec de juin était venu le punir de son culot du mois de mai. La chute dans les escaliers et la fracture de septembre semblent venir redoubler et confirmer la punition ... Apparemment Romand ne s'interroge pas beaucoup sur cette succession de deux "actes manqués". Et au moment du procès un certain nombre de journalistes ont brodé dans le même sens sur le thème du "tout ça pour un réveil qui n'a pas sonné, pour une malheureuse chute, pour une fracture du scaphoïde".

Nous avons de bonnes raisons de penser que cet enchaînement a au contraire quelque chose de surdéterminé. Malgré ses 21 ans Romand n'avait alors probablement pas assez de maturité et de confiance en lui-même pour assumer un engagement. Par ailleurs, après la période des "Je t'aime", Florence a manifesté du recul. Il ne nous en a pas parlé, mais Romand a reconnu devant le Juge que "pour réussir sa première année de pharmacie" Florence voulait "mettre sa vie sentimentale entre parenthèses". Ils ne se sont alors "pratiquement pas vus pendant cette année-là" ... Bref, tout donne à penser que les débuts amoureux de Romand ont été beaucoup plus difficiles qu'il a bien voulu nous le dire, et que les difficultés rencontrées dans ce domaine sont pour l'essentiel à l'origine d'un nouvel effondrement narcissique.

Dans ce contexte l'invention du "lymphome" aurait permis à Romand non seulement d'expliquer à certains l'échec à son examen, comme il le dit, mais peut-être surtout, comme il ne le dit pas, il aurait eu pour fonction d'attendrir une Florence hésitante.

Quoi qu'il en soit, Romand ne se met pas à mentir à partir de l'automne 1975. Comme nous l'avons déjà souligné, il a en fait baigné dans le mensonge depuis sa plus tendre enfance. Mais il est clair que de latente sa mythomanie est devenue évidente et maligne. En ce sens le lymphome était une parfaite métaphore de son "cancer psychique" avec, comme nous l'avons expliqué à la barre, sa malignité, son génie évolutif, ses métastases ...

(Pour être complet signalons nos doutes quant à la "fracture du scaphoïde". Aucune trace n'en a été trouvée par le Juge, alors qu'une radiographie antérieure à cette date, et d'autres postérieures, ont été retrouvées. Le diagnostic de fracture du scaphoïde est souvent délicat, et on imagine mal "un camarade" le soigner clandestinement à l'hôpital où un étudiant de deuxième année n'a généralement pas encore ses entrées ... Par ailleurs la durée des trois semaines de plâtre alléguée paraît pour le moins fantaisiste sur le plan de la conduite thérapeutique ... Mais ceci ne constitue qu'un point de détail sans grande importance d'autant que Romand a très bien pu transformer une simple entorse, ou autre petite chose, en une plus médiatique "fracture du scaphoïde").

MARIAGE ET PATERNITE

A partir de 1975 Romand va vivre de façon clivée. Tandis qu'il reste secrètement inscrit en deuxième année de médecine, il se comporte comme s'il montait ses années. Sa relation avec Florence reprend. A l'entendre c'est elle qui "a sonné" chez lui à la rentrée de 1976 et tout est reparti "comme s'il ne s'était jamais rien passé" ...

En 1980 ils se marient. "Il n'y a jamais eu de problèmes particuliers dans notre couple" assurera Romand au Juge qui l'interroge ... Cependant au cours de la même audition il reconnaîtra qu'avant même de quitter Lyon pour Ferney (en 1983), il avait commencé à fréquenter des salons de massages où des "jeunes femmes plus ou moins dévêtues" le massaient ou le masturbaient ...

Selon les témoignages les Romand vivaient un peu comme un couple d'étudiants. Ils ne faisaient pas "installés". Ils n'avaient pas d'enfants. Selon Romand, des amis commençaient à s'inquiéter de cette "stérilité" ... Toujours selon lui, le problème c'était que Florence "avait la hantise de l'accouchement". Caroline naît en mai 1985, et Antoine en février 1987.

Commentaires :

Romand nous paraît singulièrement dénégateur et projectif quand il évoque cette période de sa vie. A l'entendre, c'est Florence qui le relance, c'est Florence qui avait la hantise de l'accouchement, etc.
Elle avait probablement sa part de responsabilité, mais tout nous laisse penser que c'est en freinant des quatre fers que Romand se retrouve "engagé" dans la vie de couple. Ce qu'il dit de la hantise de Florence pour l'accouchement peut être lu comme une projection de sa propre hantise de la paternité. Par ailleurs on comprend mal pourquoi il aurait éprouvé le besoin de fréquenter les salons de massages si tout allait si bien dans leur vie de couple.
En fait Romand fonctionne dans le "comme si". Il vit comme s'il était en couple. Il se comporte comme s'il était père. Mais au fond de lui il se sent probablement profondément délaissé et le cœur n'y est pas. Le fait que sa femme ne s'aperçoive de rien n'a pu qu'être vécu comme un manque total d'intérêt de sa part. C'est très fragilisé et très vulnérable qu'il aborde l'année 1990.

L'ANNEE 1990. LA LIAISON AVEC CHRISTINE C.

Pour Romand l'année 1990 est celle de tous les dangers. Pour deux raisons étroitement imbriquées. De la première il ne nous a pas soufflé mot : en début d'année sa belle-mère lui remet, pour les placer en Suisse, les 1 300 000 francs (soit un peu plus de 198 000 de nos euros actuels) provenant de la vente de sa maison.
Par contre il est plus prolixe sur la seconde raison : sa liaison avec Christine C. Selon lui, Christine C. venait de quitter son mari "ce flambeur, en permanence survolté et aux goûts de luxe". Christine était partie pour Paris avec ses deux enfants : "Je suis devenu son confident ... Un jour de façon impulsive je lui ai dit « je t'aime » ... Nous sommes devenus amants ... Nous avons fait un voyage de quinze jours à Rome en août 1990. A

l'automne 90 je me sentais déprimé, Christine voulait rompre. J'ai reparlé de "mon lymphome", je pensais au suicide ... Nous avons fait un autre voyage à Leningrad en janvier 1991. Christine a voulu arrêter la liaison. Depuis nous n'avions plus de relations sexuelles, mais une relation amicale ... j'étais son grand frère, elle était ma petite sœur, j'étais son confident" ...
Romand attribue explicitement ses folies dépensières à l'influence de Christine : "C'est à ce moment-là, avec Christine, que les goûts de luxe ont démarré ... Ce sont les aspects superficiels de Christine qui s'attachait aux apparences, pour elle la couleur de la BM avait son importance ... Pourtant c'est ce qu'elle refusait avec son mari" ...

Commentaires :

En 1990, dix années après son mariage, Romand continue à jouer son rôle. Pour l'extérieur il donne l'image du Docteur Romand, bon père, bon époux, qui installe sa famille dans une nouvelle maison. Mais au fond de lui-même, c'est tout le contraire. Il se sent délaissé par Florence qui s'investit dans ses enfants. Et, bien qu'il affirme le contraire, il se sent insécurisé par sa situation financière car il peut à chaque instant être découvert. En simplifiant on pourrait dire qu'il aborde l'année 1990, financièrement démuni et psychiquement angoissé et dévitalisé.
Le couple de Christine C. et de son mari avait de quoi faire fantasmer Romand. D'abord ils travaillent tous les deux comme dentistes. Eux, ils gagnent de l'argent. Le mari de Christine peut se permettre de flamber. Et en plus il a le tonus. Romand, dont les batteries sont à plat, aimerait bien être survolté comme lui ... Florence est peut-être une jolie femme, mais elle est plutôt du genre girl scout. Tandis que Christine, avec sa fausse blondeur et sa sophistication, est vue par Romand comme très pétillante et sexy. Pour lui il n'y a aucun doute : avec elle on ne doit pas s'ennuyer. Sa compagnie guérirait n'importe qui de toute forme

de dépression et, à travers elle, c'est une partie des qualités du mari qu'il pourrait récupérer.
Or Christine et son mari se séparent. Romand, qui a en poche l'argent de sa belle-mère, se sent regonflé. Un nouveau rôle s'ouvre à lui. Il se glisse alors dans la peau du mari de Christine par un mécanisme d'identification purement narcissique. Il se met à flamber et devient l'amant de Christine dans un climat d'excitation maniaque et de fuite en avant.
Mais ce nouveau rôle est au-dessus de ses forces. Christine ne veut plus être sa maîtresse, elle lui offre son amitié ... Dure est la chute. Romand rebascule du côté dépressif. Alors, tout comme quinze ans plus tôt quand Florence voulait prendre ses distances, il refait "le coup du lymphome". Apparemment cela ne suffira pas pour reconquérir les faveurs de Christine, mais il n'empêche que, pour un "malade", Romand se débrouille plutôt bien puisqu'en décembre 1991 elle lui remet 900 000 francs en liquide ... D'habitude on ne confie pas facilement de grosses sommes d'argent aux malades porteurs de tumeurs malignes, même avec des garanties et des écrits.

Notons pour terminer ce chapitre que Romand a beaucoup monté en épingle son rôle d'amant de Christine, alors que dans le même temps il minimisait ou niait l'arrière-plan financier. Il continuait à le faire plus de deux ans après les faits quand nous l'avons rencontré ... En somme il continuait à parader comme "amant", mais voulait surtout - narcissisme oblige - se faire oublier comme escroc.

A PROPOS DES PASSAGES A L'ACTE CRIMINEL

Romand ne s'est jamais montré très limpide sur ses motivations. Dans ses explications, souvent floues et alambiquées, il a toujours mis en avant sa volonté de suicide. En schématisant on peut dire que son argumentation se fait en trois temps :

1 - Je voulais me suicider pour mettre fin à ma vie de mensonge.
2 - Mon suicide allait faire souffrir les miens.
3 - Pour leur éviter de souffrir, il fallait que nous mourions tous. Je les ai donc tués par amour, dans une sorte de meurtre altruiste.

Hypothèses et commentaires :

1 - La dialectique du suicide.

Beaucoup de commentateurs se sont interrogés : Y avait-il pas pour Romand d'autres issues que la mort ? Pourquoi s'est-il enferré dans le mensonge ? N'aurait-il pas pu "cracher le morceau", le plus tôt aurait été le mieux, mais le plus tard n'était-il pas toujours possible ? Que risquait-il exactement ? Le divorce, le rejet, c'est quand même moins grave que la mort ... Chacun s'est posé ces questions de bon sens, mais c'était mal connaître sa logique interne.
Dans son microcosme il s'était au fil des années construit l'image de la réussite presque parfaite. Métier prestigieux. Ami de Kouchner. Mari d'une belle brune qui fait le catéchisme. Père de deux beaux enfants, une fille et un garçon, scolarisés dans une école privée où il exerce un poste de responsabilité au sein du conseil de parents d'élèves. BMW. Amant d'une belle (fausse) blonde, ce qu'il fait savoir discrètement par le biais de son ami médecin ... Bref, son image aurait pu être celle d'une publicité ou celle d'un héros d'un film un peu niais. Révéler le mensonge aurait cassé cette image. Or dans un système complètement narcissique, perdre la face, perdre son image, équivaut à tout perdre.
L'idée du suicide mûrie par Romand nous paraît - bien qu'il s'en défende -, étroitement liée au contexte qui était le sien. Il savait que son système était condamné à plus ou moins brève échéance. Tout puissant dans sa mythomanie il allait basculer

dans la toute impuissance. Déjà "à découvert" sur le plan financier, il allait être découvert dans sa construction mensongère. D'où son idée : plutôt la mort que la déchéance honteuse. Le tout dans un dernier baroud d'honneur tout puissant où, tel Dieu, il peut aussi bien donner la mort que la vie.

2 - La dialectique différenciation-indifférenciation :

Nous devons maintenant expliciter un autre aspect, moins évident, de la pathologie narcissique. Narcisse n'est pas seulement fasciné par son image, il éprouve également des difficultés à distinguer son image de celle de l'autre. En surface Romand défend une thèse altruiste style : "Je voulais me suicider, mais ma mort allait faire souffrir mes proches, pour qu'ils ne souffrent pas, ils devaient donc mourir avec moi" ...
Nous avons de bonnes raisons de penser qu'à un niveau plus archaïque il ne faisait pas bien le distinguo entre lui et les siens. Dans son système égocentrique sa femme, ses enfants, étaient davantage vécus comme des prolongements de lui-même que comme des personnes distinctes. Dans cette optique les faire disparaître c'était se faire disparaître.
Cette problématique de non-différenciation nous paraît également évidente quand il parle de son suicide programmé en prison : "J'avais prévu de me suicider le premier mai 1993 (en souvenir de notre premier "je t'aime"), j'avais une corde aux dimensions qu'un copain m'avait fournie ... Bérégovoy s'est suicidé l'après-midi, après il y a eu un déclic."
En somme à travers Bérégovoy, Romand s'était déjà un peu suicidé par procuration. Sans compter que sur le plan médiatique son suicide risquait fort de passer au second plan, loin derrière celui de l'ancien Premier ministre.

3 - La face cachée des meurtres altruistes.

Quand on le soumet à une analyse précise, un passage à l'acte meurtrier apparaît toujours surdéterminé. Toute explication simple, univoque, rationnelle, cartésienne, se révèle assez vite incomplète. Il n'y a jamais une seule logique en cause mais plusieurs qui se combinent dans une alchimie complexe. Elles se contrarient, se potentialisent, fermentent et vibrent ensemble pour, à un moment donné, permettre l'irruption de l'agir. La thèse de Romand : "je les ai tués par amour pour qu'ils ne souffrent pas", nous paraît à l'évidence une rationalisation de surface. Même si on veut bien la croire non complètement dénuée de vérité, il faut aussi chercher ailleurs ...
Quand Romand exprime l'idée que son entourage aurait pu souffrir à cause de lui, nous aurions tendance à penser qu'il s'agit là d'une part de projection. En fait c'est lui qui avait peur de souffrir à cause d'eux. Découvert, il aurait été exposé à leurs jugements. Comment allait-il être considéré par ses parents, par sa femme, par ses enfants ? ... Parlant d'eux en début d'instruction n'a-t-il pas lâché au Juge : "Peut-être fallait-il supprimer leur regard ?"
Au moment du procès beaucoup se posaient la question : Romand va-t-il enfin craquer et dire la vérité et expliquer ses vraies motivations ? Comme s'il était au clair avec elles et comme s'il en était conscient.

On ne naît pas narcissique, on ne choisit pas de l'être par vocation consciente, on le devient par nécessité, par conditionnement, dans une sorte de programmation par le désir de l'autre. De même on ne peut pas vivre narcissiquement tout seul, il faut au narcissique une collusion, une complicité de l'entourage.
Selon la reconstruction psychologique que l'on peut en faire, Romand a fonctionné en grande partie comme objet narcissique de ses parents. Au fil des années il a pu en ressentir une formidable haine comme s'il pensait : "Si j'en suis là, à vivre dans le mensonge, dans une représentation permanente,

mais épuisante et mortifère, un rôle de fils prodige bien sous tous rapports, c'est de leur faute".
Une fois avec Florence il a sans doute continué sur sa lancée. Nous avons déjà signalé qu'il ne l'a pas choisie au hasard : belle physiquement certes, mais aussi, et peut-être surtout, assez naïve et superficielle pour que son système ne soit pas menacé. Ceci étant, et même s'il l'a choisie aveugle, il a pu à certains moments lui en vouloir terriblement de sa cécité. Comme s'il se disait : "Cette femme qui vit à mes côtés, et qui fait comme si elle m'aimait, si elle avait un minimum d'attention pour moi il y a longtemps qu'elle m'aurait découvert, elle aurait pu m'aider à sortir de ma vie de mensonge, etc."
Le manque d'attention du côté de sa femme explique en partie le besoin qu'il a éprouvé de se trouver une maîtresse. Certes il y avait l'aspect narcissique dont nous avons parlé. Mais il y avait probablement aussi la recherche d'une maîtresse-femme qui aurait pu l'aider à s'en sortir. Il se situait bien dans cette problématique quand il confiait à Christine le livre de Kouchner coché à la page où l'auteur parle du suicide d'un ami ... Mais Christine, pas plus que sa femme, n'a pu l'aider. Et il a pu lui en vouloir pour les mêmes raisons.
L'agressivité d'un père à l'encontre de ses enfants, le complexe de Laïos pourrait-on dire, a quelque chose d'universel. Le père est toujours jaloux de ses enfants et se sent toujours menacé dans ses prérogatives. Mais le degré de violence du complexe de Laïos varie d'un père à l'autre. Un père suffisamment mature va assumer sa paternité sans trop de difficultés, tandis qu'un père de façade verra son homéostasie narcissique menacée.

A PROPOS DE LA "SINCERITE" DE LA VOLONTE SUICIDAIRE.

Quand nous l'avons rencontré, Romand évoquait avec nous son suicide :

"J'ai avalé un flacon de Nembutal, je voulais mourir à côté de Florence ... Apparemment il y a un doute sur ma volonté de suicide : les experts le diront ... On m'a transporté dans le coma, coma de huit jours" ... Il précisait : "J'ai pensé simuler un accident, me brûler dans la voiture ... Mais le suicide fait mal à ceux qui restent ... A la fin ma volonté de suicide était peut-être plus basse : j'ai dû faire mon procès, je m'en remets à Dieu" ...

Ce que nous ne savions pas à ce moment-là c'est que le magistrat instructeur avait posé de façon précise cette question de "la sincérité" de la volonté suicidaire à deux de nos collègues. Visiblement le Juge semblait troublé par un ensemble de faits : pourquoi Romand avait-il pris tant de temps - toute la journée du dimanche - pour mettre à exécution son projet suicidaire ? Par ailleurs il avait choisi le moment précis où les éboueurs allaient passer pour déclencher l'incendie, il avait ouvert une fenêtre à l'arrivée des pompiers comme pour leur faciliter la tâche, il avait pris du Nembutal -périmé - pour mettre fin à ses jours alors qu'il avait utilisé des moyens plus radicaux avec les membres de sa famille ... Bref l'hypothèse d'une mise en scène suicidaire était posée. Pendant le procès cette question s'est reposée. On ne le disait pas ouvertement mais en fait on reprochait à Romand d'être toujours en vie.

Nous avons essayé d'expliquer à la barre ce que nous avons appris à travers une longue expérience de travail avec des suicidaires et à l'occasion d'autres affaires analogues. Habituellement dans ce type de situation on ne rencontre pas une seule problématique, mais bien deux tendances opposées. Thanatos se mesure à Eros. Les désirs de mort s'opposent aux désirs de survie. Cette lutte fluctue, la situation peut s'inverser d'un moment à l'autre ...

A notre avis Romand était bien animé d'une réelle envie de mourir, mais pas seulement. Et en fin de course sa volonté suicidaire était effectivement "plus basse". Il dit s'en être remis à Dieu, idée que l'on pourrait traduire par : "Je mets le feu à la maison et je prends du Nembutal, Dieu décidera". Un peu comme s'il avait joué son suicide à la roulette russe.

En qualifiant sa volonté suicidaire de "basse", Romand fait implicitement référence à une métaphore tirée de la physique où l'on parle de basse pression, de basse tension ... Freud affectionnait ce type de comparaison. Si l'on qualifie de "pression meurtrière" l'ensemble des pulsions hétéro et auto-agressives on pourrait presque en tracer une courbe. Certains de nos collègues ont parlé de "rage narcissique", nous penchons plutôt pour une détermination froide et implacable, quasi-paranoïaque. En reprenant les choses de façon chronologique, et en simplifiant un peu, on pourrait dire que dans les jours précédant le 9 janvier 1993 Romand se trouvait sous haute pression meurtrière. C'est dans cet état qu'il a effectué les préparatifs en se procurant barbituriques, munitions, essence ... C'est dans cette problématique agressive que s'inscrivent également les essais téléphoniques en direction de Frédéric G. qui lui servait probablement de cible pour ses projections meurtrières, de "mauvais objet" au sens kleinien.
Les meurtres de sa femme, de ses enfants et de ses parents, sur un laps de temps très court du samedi 9, correspondent à une décharge que l'on pourrait qualifier de volcanique péléenne.
Le samedi soir la pression était déjà beaucoup retombée. L'agression de Christine a lieu dans un contexte moins radical, avec des armes plus aléatoires (personne, semble-t-il, n'a émis l'hypothèse que Romand, perturbé qu'il était, aurait pu tout simplement oublier sa carabine à Clairvaux) .
Le dimanche est un jour plat. Le vendredi, veille du jour des crimes, Romand essayait de téléphoner à Frédéric G. pour lui envoyer des "métastases agressives". A l'opposé, le dimanche il essaie de joindre Christine pour trouver auprès d'elle des raisons de survivre. Dans le système clivé du moment elle est devenue le "bon objet". La pression meurtrière a fait place à la dépression.

NOTE A PROPOS DE *L'ADVERSAIRE* D'EMMANUEL CARRERE

Le procès Romand arriva devant les Assises de l'Ain fin juin-début juillet 1996. A ce moment-là l'actualité judiciaire se trouvait particulièrement chargée. Les chroniqueurs spécialisés couvraient notamment le feuilleton Bernard Tapie. L'homme d'affaires, ancien patron de l'Olympique de Marseille et ancien ministre de François Mitterrand, comparaissait alors devant le Tribunal de Grande Instance de Béthune dans l'affaire Testut ... Le procès Romand se termina dans une relative discrétion. On oublia un peu l'affaire.
Un peu plus de trois années passèrent. La sortie de *L'Adversaire*, le livre d'Emmanuel Carrère, relança bruyamment l'intérêt du grand public pour ce fait divers que certains découvraient même pour la première fois.

Nous qui avions eu à connaître cette affaire de l'intérieur nous la retrouvions à travers un livre facile à lire et relativement court. Notre première impression fut celle d'un déjà vécu. En rencontrant Jean-Claude Romand quelques années plus tôt nous avions été en permanence l'objet d'un questionnement à plusieurs niveaux, dont l'un très basique : N'était-il pas en train de nous "promener" ? Là, en parcourant le livre, nous nous sentions pris dans le même type d'atmosphère de séduction subtile. Etait-ce uniquement l'art de l'écrivain ou autre chose ? En tous cas nous nous demandions où l'auteur voulait nous embarquer ...

Première évidence : Emmanuel Carrère connaissait son dossier à fond. Un certain nombre d'intervenants - journalistes et psychiatres - avaient produit des écrits péremptoires et définitifs à partir d'informations incomplètes et parfois fausses, et sans avoir rencontré l'intéressé ! ... Chez Carrère presque tout était vrai. Le moindre détail - qu'on aurait pu prendre pour une invention d'écrivain -, figurait à un endroit ou à un autre du dossier.

Cependant comme dans le jeu "cherchez l'erreur" nous notions les petites différences. Plusieurs personnages satellites de Romand se retrouvaient dans le livre, on peut difficilement dire dans le roman tant il se nourrit d'éléments bien réels, avec une nouvelle identité. L'ami médecin d'abord. Emmanuel Carrère raconte comment il est entré en contact avec lui et comment il a même pendant un temps imaginé écrire son livre en s'identifiant à lui.
Les patients en analyse rêvent souvent leur analyste en dentistes. Dans les deux cas il faut d'abord ouvrir la bouche et souffrir pour aller mieux ensuite ... Là c'est l'inverse. "L'amie" de Romand a changé non seulement de nom mais aussi de métier puisqu'elle est passée de dentiste à "psychologue pour enfants". Son ex-mari, dentiste également, s'est retrouvé "psychiatre" ... Les brouillages des identités protègent les personnes. Mais nous nous demandions pourquoi l'auteur avait éprouvé le besoin de changer jusqu'aux professions de ces deux personnages, et surtout pourquoi en avoir fait des spécialistes de la vie psychique ... Le pharmacien par contre avait gardé son identité et sa profession.

Quittons le chapitre des modifications et oublis pour nous pencher sur celui des "erreurs". Nous n'avons pas prétention d'exhaustivité, mais nous devons reconnaître que là non plus nous n'avons pas trouvé grand chose.
A notre connaissance le livre de Kouchner porte une dédicace non pas au seul Jean-Claude, mais bien à Jean-Claude et Florence ... Romand aurait-il finalement "intoxiqué" Emmanuel Carrère au point de lui faire écrire qu'une partie des 900 000 francs de Christine C. aurait été placée en Suisse ? Le dossier, quant à lui, précise que cette somme a bien été déposée dans des agences de la BNP mais en France exclusivement (Paris, Ferney-Voltaire, Lons-le-Saunier).
Plus sérieusement, un seul point d'importance a retenu notre attention. Au début de son livre Emmanuel Carrère écrit : "Le

père avait été abattu de dos, la mère en pleine poitrine". Plus loin il reprend ce thème : "Elle seule (la mère) a reçu les balles de face" ... En simplifiant et en suivant l'auteur, on pourrait croire que Romand a tué son père de dos et sa mère de face. Or, comme nous l'avons noté plus haut, en réalité les choses sont plus compliquées. Le père a bien été tué d'une balle dans le dos, mais il a reçu également une balle "par devant". La mère a bien été touchée par une balle tirée de face, mais elle en a reçu deux, dont une mortelle, tirées de dos ... Rien ne prouve qu'elle a vu arriver sa mort et qu'elle a compris qu'elle mourait "de la main de son fils".

Dans un second temps, en référence à notre propre rencontre avec Romand, nous nous sommes interrogés sur la relation Jean-Claude Romand-Emmanuel Carrère. Quels en ont été les ressorts psychologiques ? Quel type de "transfert" Romand a-t-il fait sur Emmanuel Carrère ?

Quand une instruction dure un certain temps, l'inculpé - la personne mise en examen dit-on aujourd'hui -, se trouve dans un contexte psychologique très particulier et tout à fait nouveau. Généralement cette personne se trouve en détention. Isolée, privée de ses possibilités d'échanges et de décharge dans l'agir, elle va surinvestir les intervenants auxquels elle va avoir affaire : le Juge d'Instruction qui dirige les débats, sa greffière silencieuse mais qui note tout, les différents avocats pour et contre, les experts ... Au fil des semaines et des mois des habitudes se prennent. On s'assied aux mêmes places sur les mêmes chaises, le déroulement des interrogatoires trouve son rythme, il a son protocole juridique ... Il se crée un cadre rassurant pour tout le monde ... Un peu comme le patient en analyse, le détenu attend ses "séances" et fait un "transfert" sur les intervenants.

Tout nous laisse penser que Romand appréciait ces rencontres. Le Docteur Laurent le note à plusieurs reprises dans son

rapport de synthèse : "M. Romand m'a accueilli avec le sourire : les journées de vendredi et samedi m'ont fait du bien, de pouvoir ainsi parler au Juge et à vous" (entretien du 25 janvier 1993) ... ou encore : "C'est avec le sourire, et apparemment très satisfait de me revoir, que M. Romand m'a salué par mon nom" (13 mai 1993).
Un des problèmes c'est souvent la fin de l'instruction. Plus de convocations au Palais de justice, plus de rencontres avec les experts, les visites des avocats se font un peu plus rares. Sentiments de frustration et manifestations d'angoisse d'abandon peuvent apparaître.
Fin décembre 1994, à plusieurs reprises Romand refuse de répondre au Juge. Il se plaint d'une "rupture dans le cursus de l'instruction" ... Certes à l'époque il vient d'être confronté aux reconstitutions - moments difficiles de réintrojection, la reconstitution judiciaire renvoyant quelque part à la reconstruction analytique -, et peut-être s'est-il également senti un peu houspillé par le Juge pour son manque de coopération ... Mais nous aurions tendance à interpréter sa bouderie passagère, pour l'essentiel, comme une réaction de fin d'instruction, comme une sorte de dernière manœuvre pour gagner encore un peu de temps ...

Automne 1995. C'est le vide. Les trois expertises psychiatriques sont terminées. L'interrogatoire fleuve de "250 heures" a pris fin. Que va faire Romand de tout son temps ? De toute son énergie ? Qui va s'occuper de lui ? Qui va s'intéresser à lui ?
Le 10 septembre 1995 Romand répond à Emmanuel Carrère. A une lettre reçue deux ans plus tôt ...

Emmanuel Carrère a tout pour séduire Romand. Il est écrivain, il porte un nom célèbre, il "vient de Paris", il est demandeur ... Dans sa lettre d'août 1993 il assurait Romand de sa "profonde compassion". Mieux, moins "neutre" que les précédents intervenants - mais il n'est pas tenu de l'être -, il lui exprime sa conviction qu'il n'était ni un criminel ordinaire, ni un fou, mais "un homme poussé à bout par des forces qui le dépassent" ... Avec beaucoup de sincérité et d'honnêteté Emmanuel Carrère décrit un parfait duo de complaisance narcissique. Il "caresse Romand dans le sens du poil", certes, mais Romand le lui rend bien. Il a "beaucoup apprécié *La classe de neige*", il remercie Emmanuel Carrère pour sa compassion, lui dit son admiration pour son talent d'écrivain, lui adresse ses vœux de succès pour son livre.

Dans notre rapport de mai 1995 nous avions écrit : " ... de façon très subtile il développe en même temps un talent assez extraordinaire pour capter l'attention de l'interlocuteur et pour stimuler sa curiosité, voire pour susciter sa sympathie. Il le fait avec doigté et une apparente modestie en endormant la vigilance critique, en esquivant les sujets où il pourrait apparaître sous un mauvais jour et en se positionnant globalement en victime. Dans ce système il n'est pas quelqu'un qui a fait quelque chose d'atroce, il est quelqu'un à qui il est arrivé quelque chose d'effroyable" ... Emmanuel Carrère part d'un constat analogue mais il se positionne différemment en "adoptant" le "désir de Romand". Avec, nous semble-t-il, une nuance d'autocritique - l'expression "avec le recul" prend tout son sens -, Emmanuel Carrère écrit dans son livre : "Mais je me rends compte avec le recul que je l'ai tout de suite caressé dans le sens du poil en adoptant cette gravité compassée et compassionnelle et en le voyant non comme quelqu'un qui a fait quelque chose d'épouvantable mais comme quelqu'un à qui quelque chose d'épouvantable est arrivé, le jouet infortuné de forces démoniaques".
Pour être "à égalité" avec Romand, Emmanuel Carrère abandonne son ordinateur et il lui écrit à la main. Beaucoup mieux, Jean-Claude Romand et Emmanuel Carrère vont se trouver un autre point commun et de taille : Dieu. Il n'y a plus d'un côté un homme libre, un écrivain marié et père de famille,

et de l'autre un mythomane escroc et assassin en prison, il n'y a que des enfants de Dieu. Sous le regard de Dieu nous sommes tous égaux ...

L'instruction close, Romand ne voit plus les experts psychiatres, et sans doute rencontre-t-il moins ses avocats. Mais son narcissisme grandiose a trouvé où se loger, en dépit de ses dénégations : "Il se disait convaincu, écrit Emmanuel Carrère, que l'approche de cette tragédie par un écrivain peut largement compléter et transcender d'autres visions, plus réductrices, telles que celles de la psychiatrie ou d'autres sciences humaines et tenait à me persuader et à se persuader lui-même que toute "récupération narcissique" était "loin de (s)a pensée (consciente, du moins)" (sic).

Emmanuel Carrère comprend le message et l'accueille. Il poursuit : "J'ai entendu qu'il comptait sur moi plus que sur les psychiatres pour lui rendre compréhensible sa propre histoire et plus que sur les avocats pour la rendre compréhensible au monde. Cette responsabilité m'effrayait mais ce n'était pas lui qui était venu me chercher, j'avais fait le premier pas et j'ai considéré que je devais en accepter les conséquences" ...

Un "pacte narcissique" est ainsi noué. Mais pouvait-il en être autrement à ce moment-là ? Sans nul doute non. Au début de toute relation d'importance un tel pacte se met en place peu ou prou. Il peut concerner aussi bien le malade, le plaignant, l'amoureux, l'analysant, le nouvel embauché ...

Nous étions évidemment curieux de savoir comment allait évoluer cette relation. Si l'on en croit le récit d'Emmanuel Carrère, côté Romand le transfert est resté très positif. C'est particulièrement net au moment de la visite à la prison de Villefranche-sur-Saône. Dans la foulée, Romand va jusqu'à interroger son visiteur sur l'identité de son eau de toilette en évoquant la mémoire de sa défunte épouse ... Qu'en est-il du côté Emmanuel Carrère ? A la fin de son livre, l'auteur fait une place non négligeable à deux visiteurs de prison qu'il prénomme Marie-France et Bernard. L'évolution de Romand est largement décrite à travers leurs témoignages. Ils ont tous deux un certain âge. Marie-France reçoit Emmanuel Carrère dans une immense et magnifique maison, au milieu d'un parc. Son mari était avant sa retraite un industriel du textile, elle vient elle aussi d'une lignée de soyeux lyonnais ... Bernard : C'est un vieux gaulliste, ancien condamné à mort pour faits de résistance, "plutôt de droite, plutôt traditionaliste".

Ainsi sont-ils, et pourquoi pas ? Ce qui pose question c'est leur façon de se réclamer du "club" de Romand, qui ressemble fort à un fan club d'inconditionnels, et surtout leurs propos empreints d'une religiosité assez particulière ... D'une certaine manière ils ont le discours et le profil psychologique d'un certain nombre de braves gens qui, il y a quelques années, se laissaient séduire par Paul Touvier.

A les en croire, après un détour tragique mais providentiel - les voies de la providence ! - Romand fait maintenant le Bien et il se trouve plus qu'engagé sur le chemin de la Rédemption. Les oiseaux chantent et Romand prie de deux heures à quatre heures du matin ...

En lisant leur témoignage on se demande où se situe l'auteur qui rapporte largement leurs convictions, est-ce qu'il les suit, est-ce qu'il les croit ? Impossibilité de trancher ou subtilité de l'écrivain, Emmanuel Carrère semble pendant un temps hésiter et ménager le suspens : le nouveau Romand serait arrivé. Mais à quelques pages de la fin, il craque. Non, du "club", il n'en est pas et il ne désire pas en être.

Apparemment la bulle s'est dégonflée : "En roulant vers Paris pour me mettre au travail, écrit-il, je ne voyais plus de mystère dans sa longue imposture, seulement un pauvre mélange d'aveuglement, de détresse et de lâcheté".

NOTE A PROPOS DU FILM DOCUMENTAIRE "LE ROMAN D'UN MENTEUR"

En 1999, Gilles Cayatte et Catherine Erhel ont réalisé pour la télévision un film documentaire à partir d'interviews de personnes censées avoir bien connu Romand.
Au début du film les auteurs, rejoignant en cela l'idée d'Emmanuel Carrère, se mettent dans la peau de l'ami médecin de Romand, qui devient le narrateur du documentaire et le commente en voix off. Mais en fait cet ami médecin n'est ni nommé ni directement interviewé, pas plus que l'ami pharmacien, ou que l'amie "maîtresse" qui avait déjà - on peut la comprendre - été absente pour cause de maladie le jour du procès (ce qui avait provoqué les vives protestations de Maître Abad, l'avocat de Romand, on pouvait le comprendre également).
Dans le film, un certain nombre de "témoins" ont accepté de "témoigner" d'autant plus facilement qu'ils n'étaient pas très proches des Romand. Ils n'avaient donc pas un grand mérite à le faire et leurs prestations se révèlent d'un intérêt assez inégal. Par contre les auteurs ont réussi à obtenir les interviews de la belle-mère et des deux jeunes beaux-frères de Romand, et alors là le film devient tout à fait instructif.

En l'absence d'informations sur les circonstances précises de l'enregistrement - quand a-t-il été réalisé ? quelles étaient les questions posées ? quels choix ont-ils été faits au montage ? -, il convient d'être prudent dans l'interprétation d'un tel document. Avec courage, simplicité, authenticité, et peut-être un brin d'inconscience, Jeanine Crolet et ses fils Jean-Noël et Emmanuel apportent leurs témoignages. On aurait pu craindre le racolage voyeuriste, la dénonciation vengeresse, ou encore le parti pris orienté, bref la manipulation, d'une façon ou d'une autre, des témoins ou des téléspectateurs. Mais rien de tout cela. Nous sommes devant une "investigation" au bon sens du mot. Par petites touches et avec respect, les auteurs cherchent à apprendre et à comprendre.

La relation entre Romand et la famille Crolet est décrite avec une grande précision. L'image y tient un rôle fondamental. Romand était l'un des leurs, il était de la famille, on le connaissait depuis tout petit. Pourquoi se poser des questions : "On avait toujours une très bonne image de lui", déclare sa belle-mère qui l'appelle parfois encore Jean-Claude. "Il avait très bonne presse", affirme une tante. C'était un "modèle de gendre", une sorte de grand frère idéalisé qui vous faisait fumer votre "première cigarette" (Jean-Noël Crolet) ... Dans les chapitres précédents nous avons montré comment Romand avait été investi comme un petit Dieu par ses parents et ses enseignants : le film rend compte à l'évidence que ce rôle de petit Dieu fonctionnait également chez les Crolet.

A travers les témoignages on voit en action la "stratégie marketing" de Romand : "Il ne se met jamais en avant", tout passe par sa femme Florence, qui dit que son mari lui a dit, tout en précisant qu'il ne faut pas le dire ... La modestie de son mari en souffrirait ... Romand impressionne sa belle-famille, pas tant par ce qu'il est - en fait il se montre souvent assez fuyant -, que par ce qu'il représente et donne à voir, avec sa façon discrète et aristocratique de procéder, par personne interposée ... Ainsi c'est "par Florence" que les Crolet apprennent qu'il a été reçu deuxième au concours de l'internat des hôpitaux de Paris, c'est par elle qu'ils apprendront à deux reprises que le malheureux et courageux Jean-Claude est soigné pour un cancer. (La seconde fois elle précise qu'il est soigné par le Professeur Schwartzenberg : c'est quand même plus chic que d'être suivi par le premier cancérologue du coin !) ... C'est "par Florence" qu'ils apprennent que "Bernard Kouchner va lui proposer un poste très intéressant", ou qu'il risque de partir "en Chine ou au Japon" ...
Le beau-père de Romand, homme simple qui rêvait de se payer un jour une Mercedes - "bas de gamme", précise Jean-Noël Crolet comme pour excuser son père -, ne pouvait être qu'épaté

par ce gendre qui roulait "avec une grosse Mercedes de l'OMS". La mère de Florence est impressionnée "par les cadeaux de l'OMS", son frère Emmanuel par le caractère "haut de gamme" de tout ce qu'il achetait et ramenait de ses voyages ... La scène où Florence présente à sa mère la nouvelle carte de visite de son mari est un morceau d'anthologie : "(Elle nous dit) Jean-Claude, très modeste, ne vous l'aurait pas montrée, c'est moi qui vous la montre : Jean-Claude Romand, Chef de clinique à l'hôpital cantonal de Genève, Maître de recherches, Maître de conférences, Interne des hôpitaux de Paris" ...

En résumé, le film met très bien en évidence la fascination qu'exerçait Romand sur ses beaux-parents, il montre également de façon convaincante comment ses deux jeunes beaux-frères se sont retrouvés sous sa tutelle morale et psychologique après la mort de leur père, englués qu'ils étaient dans une problématique de fidélité à sa mémoire. "Puisque mon père lui avait fait confiance ... je n'allais pas (le) remettre en cause"(Emmanuel Crolet). Comment auraient-ils pu se rendre compte dans ce contexte psychologique que Romand était en train de raser les bois de la famille, ou encore qu'il empochait l'argent des quêtes faites "pour la lutte contre le cancer" à l'occasion des enterrements ?
Implicitement, ce documentaire fait le portrait d'une Florence naïve et narcissique qui "a aimé le statut de Romand" (Emmanuel Crolet). Tandis que le mot de la fin tombe de la bouche de la belle-mère de Romand, elle ne connaît pas le concept de narcissisme, mais elle a fait son diagnostic avec son vocabulaire à elle : "C'est un orgueilleux ... Il n'a pas voulu que ses parents, sa femme, ses enfants apprennent que finalement il n'était rien".

ANNEXES : MISSION D'EXPERTISE ET CONCLUSIONS MEDICO-LEGALES

MISSION D'EXPERTISE

1/ Procéder à l'examen psychiatrique du sujet en vue d'évaluer sa situation en fonction de ses composantes pathologiques éventuelles et des faits qui lui sont reprochés.

2/ Dire s'il était atteint, au moment des faits, d'un trouble psychique ou neuropsychique soit ayant aboli son discernement ou le contrôle de ses actes, ou ayant altéré son discernement ou entravé le contrôle de ses actes, au sens de l'article 122-1 du Code pénal.

3/ Dire s'il a agi sous l'empire d'une force ou d'une contrainte à laquelle il n'a pu résister, au sens de l'article 122-2 du Code pénal.

4/ Indiquer s'il peut être considéré comme dangereux pour la sécurité publique.

5/ Un pronostic sur l'évolution ultérieure du comportement est-il possible ? Donner un avis sur le traitement ou la mesure de rééducation à envisager, le cas échéant.

CONCLUSIONS MEDICO-LEGALES

1/ L'examen psychiatrique concernant Monsieur Jean-Claude Romand met en évidence une pathologie narcissique grave avec mythomanie, froideur affective, investissement massif des apparences au détriment de la profondeur. Cette pathologie narcissique est particulièrement invalidante en ce sens que, corrélativement, elle empêche une prise en compte de la différence entre soi et l'autre, et empêche d'appréhender l'autre dans son originalité et sa différence.

Dans l'affaire actuelle et à un certain niveau archaïque de fonctionnement, Jean-Claude Romand ne faisait plus bien la différence entre lui et ses objets d'amour : il faisait partie d'eux et eux de lui dans un système cosmogonique totalisant, indifférencié et clos. A ce niveau d'indifférenciation il n'y a plus beaucoup de différence entre suicide et homicide.

2/ et 3/ Il n'était atteint au moment des faits d'aucun trouble psychique ou neuropsychique ayant aboli, altéré, ou entravé son discernement ou le contrôle de ses actes au sens de l'article 122-1 du Code Pénal.

Sa pathologie narcissique grave nous conduit cependant à considérer - au sens de l'article 122-2 du Code pénal -, qu'il était au moment des faits dans une certaine mesure agi par sa pathologie, et qu'il n'avait pas toute sa capacité interne de liberté psychique. Sa responsabilité doit donc être considérée comme atténuée.

4/ Il ne présente pas habituellement d'état dangereux. Mais des pulsions homicides et/ou suicidaires peuvent apparaître quand le système d'homéostasie narcissique est mis à mal. A ce moment-là la problématique se présente sous la forme de la dialectique suivante : plutôt disparaître (et faire disparaître) que perdre la face.

5/ Le pronostic sur l'évolution ultérieure de sa vie psychique ne peut être que réservé du fait de l'ancienneté, de la massivité et de la rigidité de sa pathologie. L'évolution de son comportement est bien évidemment liée à l'évolution de son fonctionnement mental.

Une potentialité suicidaire n'est pas à exclure et pourrait même faire suite à une amélioration apparente.

Dans l'idéal une prise en charge psychothérapique psychanalytique pourrait l'aider à évoluer d'un mode narcissique prévalent, où le paraître et l'indifférenciation règnent sans partage, vers un système plus objectal où l'autre existe dans son être et son altérité. Mais il faut bien reconnaître que, d'une part il présente une pathologie difficile à aborder, et que d'autre part, les conditions pratiques de traitement sont très difficilement réalisables en détention.

Concrètement son évolution sera pour beaucoup liée à la qualité des relations qu'il pourra nouer en détention : l'empathie et l'étayage structurants s'opposant aux systèmes de séduction narcissique réciproque ou de collusion dans le déni ou l'idéalisation.

le 22 mai 1995

Docteur Denis TOUTENU rapporteur,

Docteur Daniel SETTELEN

ELEMENTS BIBLIOGRAPHIQUES

BERGERET, J.
- (1974), La Personnalité normale et pathologique, Paris, Dunod.
- (1984), La Violence fondamentale, Paris, Dunod.
- (1994), La violence et la vie, la face cachée de l'Oedipe, Paris, Payot.

BERGERET, J., REID, W. et coll.
- (1986), Narcissisme et états-limites, Paris, Dunod.

BERGERET, J. et coll.
- (1996), La Pathologie narcissique, Paris, Dunod.
- (1999), L'érotisme narcissique, Paris, Dunod.

CARRERE, E.
- (2000), L'Adversaire, Paris, P.O.L. éditeur.

FAIMBERG, H.
- (1993), "Le téléscopage des générations", in KAES, R. et coll. Transmission de la vie psychique entre générations, Paris, Dunod.

FREUD, S.
- (1908), "Le roman familial des névrosés", in Oeuvres complètes, Volume VIII, Paris PUF.
- (1911), "Remarques psychanalytiques sur un cas de paranoïa (Le Président Schreber)", tr. fr. M. Bonaparte et R. Loewenstein, in Cinq Psychanalyses, Paris, PUF, 1954, 263-324.
- (1914), "Pour introduire le Narcissisme", tr. fr. D. Berger et J. Laplanche, in La Vie Sexuelle, Paris, PUF, 1969.
- (1928), "Dostoïevski et le parricide", tr. fr. J.-B. Pontalis et coll., in Résultats, Idées, Problèmes, Paris, PUF, 1983.

GAMMILL, J.
- (1998), A partir de Mélanie Klein, Meyzieu, Césura.

GREEN, A.
- (1983), Narcissisme de vie, narcissisme de mort, Paris, Ed. de Minuit.
- (1993), Le Travail du négatif, Paris, Ed. de Minuit.

KERNBERG, O.
- (1980), La Personnalité narcissique, tr. fr. D. Marcelli, Toulouse, Privat.
- (1984), Les troubles graves de la personnalité : stratégies psychothérapiques, tr. fr. J. Adamov, Paris, PUF, 1989.

KLEIN, M.
- (1927), “Les tendances criminelles chez les enfants normaux”, tr. fr.M. Derrida, in Essais de Psychanalyse, Paris, Payot, 1968.
- (1946), “Notes sur quelques mécanismes schizoïdes”, in Développements de la Psychanalyse, Paris, PUF, 1966.
- (1957), Envie et gratitude, tr. fr. V. Smirnoff et coll., Paris, PUF, 1968.

LACAN, J.
- (1933), “Motifs du crime paranoïaque : le crime des sœurs Papin”, in Le Minotaure, 1933-34.

LEBOVICI, S.
- (1991), “Séduction et traumatisme narcissique”, in Bull. du Groupe Lyonnais de Psychanalyse, Lyon, 21, 3.

MARINOV, V.
- (1983), “Matricide et parricide dans Crime et Châtiment de Dostoïevski”, in Psychanalyse à l’Université, Paris, Editions Aurep-Replique, pp. 91-123.

NEYRAUT, M.
- (1962), "La mythomanie", in Encyclopédie Médico-Chirurgicale, Paris, Editions techniques.

PASCHE, F.
- (1969), "L'antinarcissisme", in A partir de Freud, Paris, Payot, pp.227-242.

RESNIK, S.
- (1999), "Pensées sauvages en quête d'abri", in Le fait de l'analyse, Paris, Editions Autrement, pp. 133-146.

ROCHA, F.
- (1993), "Le complexe de Laïos", in RFP, Paris, PUF, 57,2, p.393.

ROSENFELD, H.
- (1964) "A propos de la psychopathologie du narcissisme : une approche clinique", tr. fr. G.Diatkine, A. Gibeault, M. Gibeault, J. Miller, M. Vincent, in Etats psychotiques, Paris, PUF, 1976.
- (1987), "Narcissisme destructeur et pulsion de mort", tr. fr. M.C. Amieux, A. Goyena, N. Guillet, B.Ithier, F. Leclerc, C. Lévy, in Impasse et interprétation, Paris, PUF, 1990.

SETTELEN, D.
- (1990) "Approche psychodynamique des violences à l'adolescence", in C. Rey et coll. Les adolescents face à la violence, Paris, Syros.

Achevé d'imprimer par Corlet Numérique - 14110 Condé-sur-Noireau
N° d'Imprimeur : 814873 - Juillet 2018 - Imprimé en France

Made in United States
Troutdale, OR
11/03/2026

56844625R00058